自分を愛でるセルフマッサージ

カラダをほぐせば
心もゆるむ

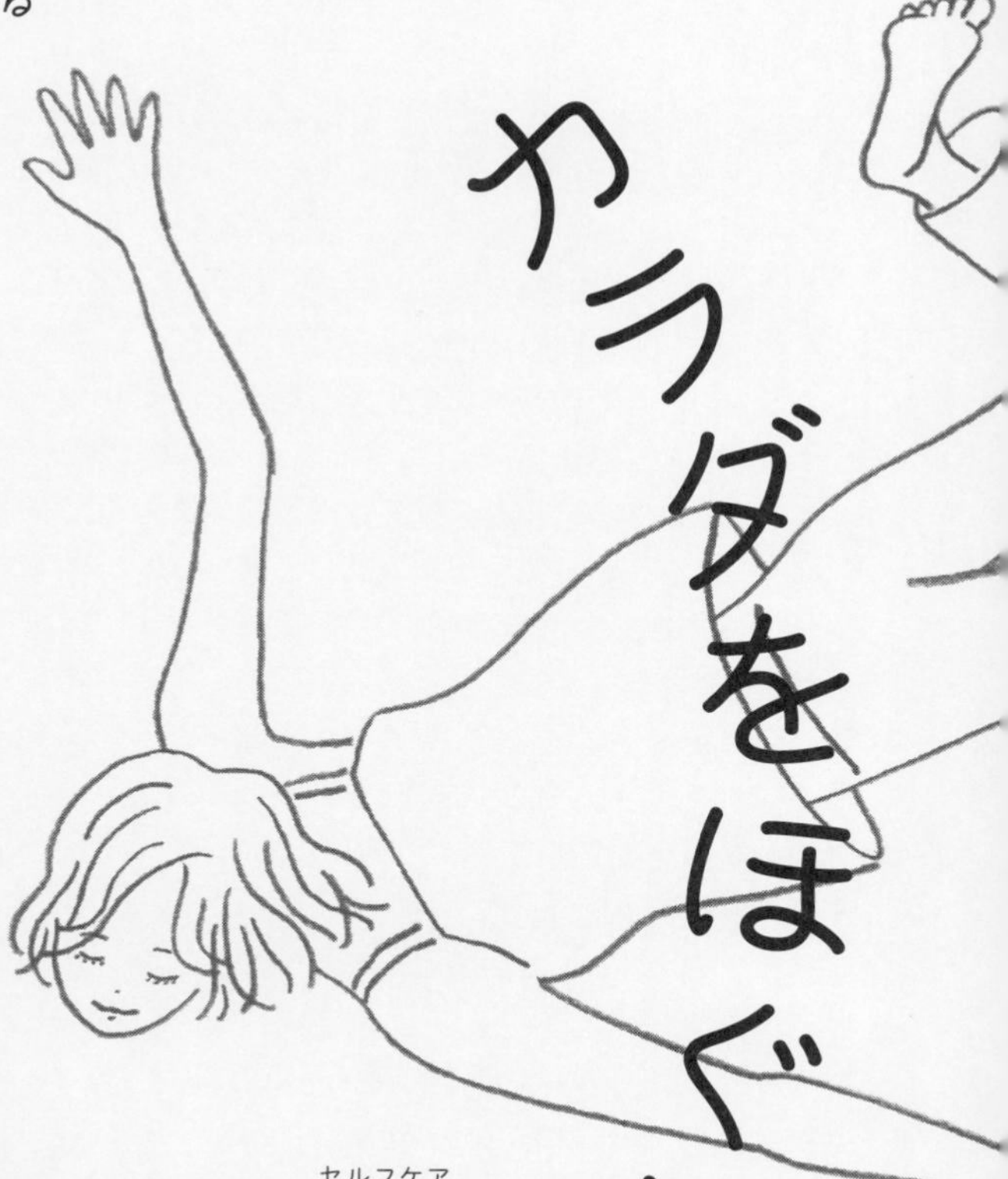

セルフケア
プロデューサー
Lily

Discover

あなたは日頃から、自分のカラダを大切にしていますか?
自分のことを心の底から「好き」と言えますか?

カラダは、自分が生まれてから死ぬまでずっと一緒。
あなたのカラダは、困難なこともつらいことも
一緒に乗り越えてくれるパートナーです。
24時間365日、休むことなくずっと働き続けてくれます。

そんな自分のカラダを愛してあげていますか？
いつも私たちに寄りそい、
私たちの気持ちに応えて動いてくれるカラダ。
自分のことを好きになるためには、
日頃から自分のカラダにふれて大切にして、
愛していくことが欠かせません。

私はもともと、自分のことが大嫌いでした。
でも13歳のとき、大好きだったおばあちゃんから
スキンケア商品を譲り受けたことがきっかけで、
自分の肌にふれるようになりました。
毎日肌にふれていくうちに
今までにない心地よさを感じ、
自分の肌がどんどん愛おしくなってきたのです。
そして私は、大嫌いだった自分を受け入れ、
自分自身を愛《め》でられるようになりました。

「愛でる」とは、存在を認めて慈しむという意味です。
自分を愛して大切にすれば、
家族や周りの人も愛せるようになります。

なぜ、私がこんなにもカラダにふれることの大切さを伝えているのか。
それは、自分でも気がつかないうちに
カラダと心にプレッシャーをかけすぎて、
つらい経験をしたことがあるからです。

自分を愛でることの大切さは理解しながらも
仕事が軌道にのったところだったこともあり、
無意識のうちに今よりもハードに働いていました。
そのタイミングで妊娠しましたが流産をし、
強制的に仕事をストップすることになったのです。
もちろん流産した直接的な原因は不明です。

ただそのとき、自分のカラダにふれると、
元気がなくて冷たく、肌はザラザラして、
カラダから「悲しい。休みたい」という
心の叫びが聞こえた気がしました。
気づいたら1時間、とめどなく涙が流れていました。

そこで初めて、私は自分にプレッシャーをかけて
無理をしていたことに気づかされたのです。

あんなにカラダの声が聞こえた日はありませんでした。
自分のカラダと心は、すべてを知っていたのです。
失ったときに初めてその大切さに気づくといいますが、
気づいたときにはもう遅かった。

悲しい思いをしたからこそ、皆さんに強く伝えたい。
日頃からカラダのセルフケアをして、
カラダの声に気づくことがいかに大切か。

一人でも多くの人が自分のカラダを大事にし、
愛でるようになってほしい。
そう心から願うようになりました。

私自身が肌にふれて自分を愛でられるようになった経験をもとに、
カラダのケアを通じて、自分を愛でられる方法を探しました。
そこで考案したのが、
肌にふれることでカラダと心を同時にほぐす
セルフマッサージです。

これまで9万人以上に、
深層リンパマッサージと潜在意識セルフコーチングで、
カラダと心の両方を慈しむケアを伝えてきました。

この方法で自分に自信を持ち、
自分を愛でられる人が各段に増えています。

ゆっくり深呼吸をしながら自分のカラダにふれると、
どんどん心がほぐれていきます。
そして、心の深層にある本音に気づけるようになるのです。

あなたは今どう思っている？
本当は悲しいことがあるのかな？
あなたにとって幸せなことは何？

本音と向き合うことで、
自分が本当に望むものがわかるようになります。
建前で押し殺さず、自分の心に本音を聞いてみてください。

本書は、カラダと心のセルフマッサージを通して、
「持っていないもの」に目がいき自分や他人を責めてしまう人が、
自分や他人の中に「あるもの」に気づいて
自分や他人を愛でる人に変われるように
私が心を込めて書きました。

あなたもカラダにふれることで、
本当の自分に出会い、
自分自身を愛でられるようになれます。

あなたのカラダは、あなたが生まれてから死ぬまでずっと一緒。
世界でたった1人の自分を心から愛でられますように。

心とカラダの相関図

カラダの変化は心からのサインです。カラダの各部位の痛みやむくみ、脂肪、冷えなどが、どんな心の状態を表しているのかを一覧にしました。もっと詳しく知りたい人は、第3章をお読みください。

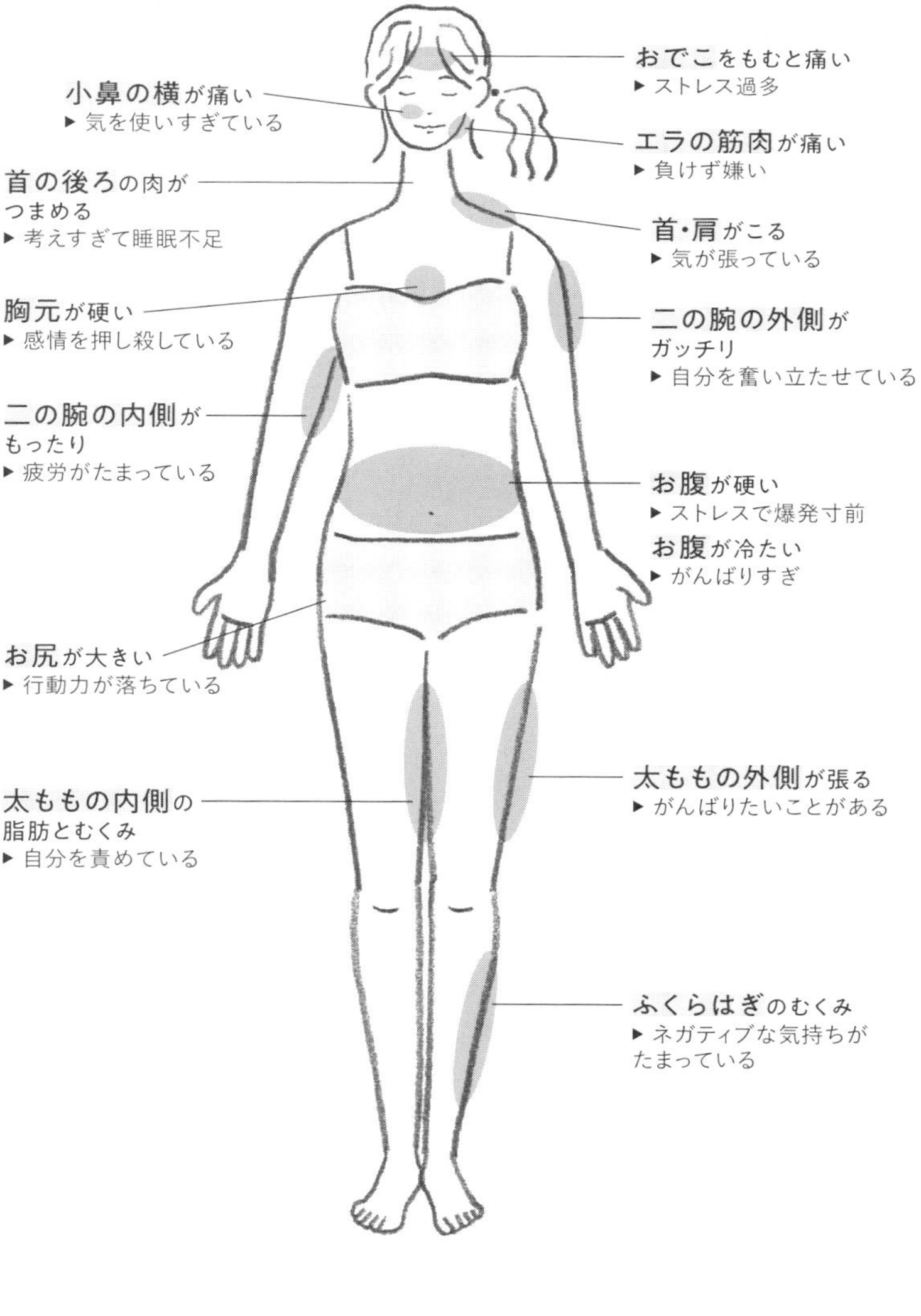

カラダをほぐせば、心もゆるむ　自分を愛でるセルフマッサージ　もくじ

2章

心とカラダを自分で手当てできる仕組み

セルフマッサージは、頭の中を空っぽにする瞑想　84
自分と他人との境界線を認識して客観視する力を育む　88
カラダの仕組みを利用した深層リンパマッサージでほぐす　91
自然とあなただけのカラダになっていく　95
心のコリがほぐれ、くり返される問題が解決する　97
事実と解釈をわけると、生きるのがラクになる　102
自分を愛でる毎日のセルフケア　108
習慣化させる４つのコツ　115

3章

カラダでわかる私の現在地。部位別セルフマッサージ

4章

セルフマッサージで人生を激変させた5人のエピソード

購入者限定ダウンロード特典

第2・3章で紹介している
心とカラダをほぐすマッサージの手順は、
動画でも確認できます。
下記からダウンロードをして、
本書とあわせてご覧ください。

マッサージ工程がよくわかる動画

https://d21.co.jp/special/selfcare/

ユーザー名

discover3030

パスワード

selfcare

はじめに

後ろ姿を見るだけで、その人の性格・生活習慣・クセがわかると言ったら、あなたは信じますか？

たとえば、カラダが冷えて睡眠不足の人は、肩甲骨や筋肉の筋が見えなくて、全体的にもったりとむくんだ質感の背中が多く見られます。

まじめながんばり屋さんは、背骨のサイドにある筋肉が盛り上がっています。うつ病を患っている人やトラウマを抱えている人のカラダも私は一目でわかります。

こんにちは！

あいさつが遅れました。Ｌｉｌｙと申します。

私は、もともとエステティシャンとして2万人以上の人を施術した経験を生かし、セルフケアプロデューサーとして「リリナージュ」というセルフマッサージを国内外で広める活動を行っています。

リリナージュは、セルフマッサージのメソッドですが、コンセプトは「痩せる」でも「キレイになる」でもなく「自分を愛でる」です。

そして、リリナージュのセルフマッサージのベースは深層リンパマッサージ。

深層リンパマッサージは、通常のマッサージの6~10倍の効果があると言われています。表層にあるリンパだけでなくカラダの深部にあるリンパにアプローチすることで、排泄力を高めて体内循環の向上が期待できる手法です。

マッサージの施術経験をベースに運動生理学と生理解剖学を学び、オリジナルのメソッドを作り上げました。 1回ほぐしただけでもカラダの変化を感じる人も多く、10~14日間で効果を体感できます。肌にふれるごとに、自然にその人らしいボディラインに整っていきます。

カラダへの効果に対する満足度が非常に高い中で、お客様から最も多くいただいたのは、「リリナージュに出会って人生が変わりました」というメッセージでした。

私はセルフマッサージを広めるとともに、SNSでは日々の気づきや意識、心の在り方についても発信し続けています。

じつはサロンに勤務していたエステティシャン時代から「心」「意識」にも興味を持ち、コーチングの勉強もしてきました。コーチングを学び始めたのは、失恋を引きずっていたり、エステティシャンとしての挫折を経験したりと、人生の暗黒時代の頃。自分には価値がないと思い込み、そんな自分と人生を変えたいと思ったのがきっかけでした。

コーチングで得た知識をエステのカウンセリングに取り入れたことで、施術の効果はグッとアップしました。人のカラダと心は密接につながっていて、カラダを変えたければ心も変える必要があるし、カラダにアプローチすれば自然に心も変わるということに気づいたのです。

自分の脚でマッサージの練習を行っていたとき、セルフマッサージには大きな可能性があることに気づきました。
それは、「自分を愛でる」効果。そして、徐々に人生を変える鍵になるのが、「自分を愛でる」ことだとわかっていきました。

まず、私自身がセルフマッサージによって、「自分を愛でる」ことができるようになったんです。もともとは人と比べて卑屈になり、できないこと、人より劣る部分に目がいき、自分を責めてばかりいた人生でした。それが、劇的に変化しました。

「やりたいこと」が次から次へと生まれ、「私ならできる！」という自分への信頼感に支えられて、思い立ったらすぐに行動できるようになりました。
今は多くの講師を育成し、海外へもリリナージュを広めています。これまで9万人以上の人がリリナージュを学んでくれました。

エステの技術がなかなか上達しなくて施術をさせてもらえなかった20代後半。あの頃はまさか独立して、自分の技術や知識によって多くの人に「人生が変わりました！」と言われるほどの影響を与え、こうして本をだすような未来が待っているなんて想像すらしていませんでした。

今なお、自分を愛でるセルフマッサージが、私を、そしてリリナージュを実践した多くの人を予想外の世界へと導いてくれています。

「自分を愛でる」「自分を好きになる」ことは、簡単そうに思えるかもしれません。しかし、心がけ次第でどうにかできるものではありません。なによりも「自分を愛でる」の本当の意味がわからない人が多くいます。本当の意味がわからなければ、自分を好きになろうとしても何も変わらないでしょう。

この本では、自分の手でふれることで「自分を愛でる」方法をお伝えします。
まず第1章で「自分を愛でる」とはどういうことなのかを解説します。ここで「愛でる」の意味をきちんと理解できれば、「もっと自分を好きになりたい」「大事にしたい」という思いがふつふつと湧き上がってくるでしょう。

第2章では「自分を愛でる」ために、なぜセルフマッサージが必要なのか、その理由と効果についてカラダの仕組みから説明していきます。理論ベースで納得することで、セルフマッサージの効果をより高めていくことができます。気づいたら、自分の手でカラダにふれ始めているかもしれません。そうなったらしめたもの。

第3章は、カラダの部位別に心の状態がカラダに及ぼす影響と自分を愛でるマッサージ方法をお伝えします。気になるカラダのパーツをマッサージしてみてください。または、あなたが悩んでいるメンタル面からマッサージする箇所を選んでもらうのもいいですね。ぜひ、自分のカラダにふれてみてください。

第4章では、実際にセルフマッサージで人生を変えた5人のリアルな言葉を紹介していきます。置かれた環境や悩みごともそれぞれ違いますが、彼女たちがどう変わっていったのかを知ることは、「自分を愛でる」ための参考になるでしょう。

本を読んだり、勉強したり、相談したり、たくさん労力や時間をかけてきたけれど、どうしても変われない、自分を好きになれないと悩む人。生きづらさを背負っていて、なんとか脱したい人……そんな人ほど、リリナージュを知ってほしい。

あなたが、ページをめくるたび、自分のカラダに意識を向け、慈しむことができますように。そんな願いを込めて、「自分を愛でるセルフマッサージ」についてひとつひとつ解説していきます。

2024年3月　Lily

1章

自分を愛でると、心とカラダは変わる

カラダをさわると人生が変わる

私は、セルフマッサージで「自分を愛《め》でる」人が増えていくように、インスタグラムやVoicyなどで発信を続けています。そして体験者から、こんな声をいただくようになりました。


「セルフマッサージをしたら自分のことを大切にできるようになりました」

「自分の気持ちを人に伝えられるようになりました」

「夢だった起業が叶いました！」

「結婚に踏み切ることができました」


本当によくいただく報告が、転職や副業を始めた、結婚や離婚を決断したというもの。なぜか、人生の節目ともいえる大きな出来事を体験される人がたくさんいました。

また、他人や周囲に合わせて生きてきた人、このままでいいのかとモヤモヤ悩んでいた人が、自分の生きたいように生きられるようになったと話してくれることもありました。

エステティシャン時代は、「こんなに痩せられてうれしい」「理想のカラダに近づけていただきありがとうございました！」と言われることはあっても、「生き方や人生が変わった」という言葉をいただいたことはありません。

セルフマッサージをすると生き方だけでなく、もちろんカラダにも変化が起きます。というよりも、**人生が変わるきっかけがカラダの変化です。**

「太ももに隙間ができた」
「3カ月で8キロ痩せた」

自分の手でカラダに劇的な変化を起こしたことが「自分でもできる」という確信となり、セルフマッサージを継続させて人生も変えていきます。

その一方で「セルフマッサージはやったことがあるけれど、ちっとも効果がなかった」という悩みもよく聞きます。

私が伝えているセルフマッサージには、何か違うコツがあるのでしょうか。
魔法の呪文でもあるのでしょうか。
それが、じつはあるんです。

最大のポイントは、自分の手でさわること。
そして、動画やテレビを見ながらの「ながら」マッサージをしないこと。
ただただ自分の手で肌にふれて、自分に集中すること。まずはそれだけ。

全身をやらなくても大丈夫。

お腹や鎖骨など、一カ所だけポイントを決めて、とりあえず1週間、ただ自分の手で5分さわります。

毎日5分だけで効果なんかないと疑うかもしれません。

簡単すぎて、物足りないかもしれません。

でも、とにかく集中してカラダに向き合ってみてください。

集中してカラダに向き合うと、さまざまな感情がでてくるはずです。じつはその感情、自分自身でもなかなか気づかなかった心の奥深くに隠れていた「本音」です。

私たちは自ら「本音」に気づいたとき、人生が変わります。

自分の本音に気づくことが「自分を愛でる」ことの大切なファーストステップとなります。

カラダがすべてを教えてくれる

なぜ、カラダに集中してさわり続けると、人生まで変わってしまうのでしょうか？それは、**さわったカラダの感触が、今のあなたの本音を教えてくれる**からです。そんなことを言うと、なんだかあやしく感じる人もいるかもしれませんね。

自分のカラダにふれ続けていると、日々のカラダの変化がわかるようになってきます。初めはさわるとひんやりしたお腹が、マッサージによって少し温かくなったり。昨日は柔らかかったお腹が、今日はちょっと硬いなと気づいたり。

ほんのわずかなカラダの変化でも、日々手でさわっているからこそ気づけるようになります。たとえ、あなたがすご腕のエステティシャンでなくても大丈夫。自分の手で行うからこそ頻繁にさわることができ、誰よりも小さな変化に気づけるんです。

私自身、カラダの感触や変化は心が教えてくれるシグナルだと確信した経験をしました。

当時の私は、オンラインサロンを開設し、「リリナージュ」の認定講師の一期生を育成し始め、最初の書籍を出版したばかりでした。すぐにその書籍の重版も決まり、全国でセミナーなどのイベントに奔走しました。気持ちはとても昂《たかぶ》ってやる気に満ちあふれていたけれど、カラダは「お休みしたい」と悲鳴を上げていたんです……。私自身が自分の本音をキャッチできていませんでした。

そのタイミングで私は、かけがえのない大切な命を失いました。もちろん流産には、さまざまな要因があるので、直接的な原因はわかりませんでした。

ただ流産したあと、じっくり自分の心に寄りそうようにカラダにふれたところ、カラダ全体に張りがなくて、ざらざらしていました。お腹をマッサージすると硬くて、手がはじき返されました。

「カラダが泣いている」

そう感じました。「私、すごくがんばっていたんだな……」「カラダが〝もう止まりたいよ……〟って教えてくれたんだ」。そう思えたとたん、泣き崩れ、そのままソファの上で1時間泣き通しました。今もこのときのことを思い出すと、涙があふれます。

それまでもセルフマッサージは自分自身を大切にするケアと伝えてきましたが、「あぁ、私自身が全然できてなかった……」と思い知った瞬間でした。

同時に、カラダが私の希望を叶えるために限度を超えてがんばってくれていたこと、そして不調を一生懸命教えてくれていたことが、本当にありがたく、とても愛おしく感じたのです。

カラダはちゃんと応えてくれます。教えてくれるんです。

セルフマッサージは、自分自身との対話です。

自分を愛でるのは生存本能

あなたは自分が好きですか？
自分を大切にしていますか？
自分が今どんな気持ちで、何がしたいのか、わかっていますか？

現代は、「自分が嫌い」「どうしても自分を受け入れられない」という人が増えています。

もしかしたらあなたも、そんな自分に危機感を抱いて、この本を手に取ってくれたのではないでしょうか？

私が広めているリリナージュは、自分を愛でるセルフマッサージです。セルフマッサージといえば、カラダの不調改善やダイエットのためのケア方法のひとつというイメージが強いかもしれません。

ところが、**リリナージュに興味を持ってくださる人の6割が、ダイエット目的ではなく、「自分を愛でたい」「自分のことをもっと好きになりたい」という思いを持って訪れます。**

中には明確に自覚していない人もいます。しかしながら、漠然とした生きにくさを抱いていて、その原因が「自分を好きになれないことにあるんじゃないか」と感じているようなのです。

昨今は「自己肯定感」や「セルフコンパッション」といった、自分を受け入れ、認め、愛する、大切にするといったテーマの情報が増えています。それだけ、「自分を愛すること」がいかに必要であるか、認知されてきているのかもしれません。

では、なぜ自分を愛することがそんなに大事なのか。

その理由は「自分を愛していないと命を維持できないから」です。「自分を愛でる」ことは、究極的に自分の命を守ることにつながります。

自分を愛でるのは、人が持つ本能からの欲求のひとつです。

生物のカラダの器官ひとつひとつの最大の目的は、生命を維持することです。私たち人間は「ホメオスタシス」という恒常性を維持する機能を持っています。たとえば、気温が上がったり下がったりしても、私たちの体温は年間を通してほとんど一定の状態にキープされます。これはカラダの各器官が周囲の環境に影響されず正常に機能するためです。

心にも、このホメオスタシス機能が働くと私は思っています。極端に自分を嫌いになれば、おのずと自分をぞんざいに扱います。自分を責めてひどい言葉をかけてしまうこともあるでしょう。いきすぎると、メンタルを病んだり、カラダを壊したりするかもしれません。

自分なんてダメだと思い、**自分を攻撃する状態が続いたときにこそ、自己防衛をす**

るために自分を愛したいという欲求が働き始めます。

本来、私たちは自分を愛するようにできています。

私たちのカラダと心は命を守るために奮闘し、私たちに「もっと自分を愛そうよ」「大切にしよう」とさまざまなシグナルをだして必死に伝え続けてくれています。そのシグナルのひとつが、幸福感や安心感をもたらす「オキシトシン」や「セロトニン」といったホルモン分泌なのでしょう。

そう思うと、カラダのひとつひとつの細胞が、愛しく思えてきませんか？

そして、自分を愛でるとどうなると思いますか？

ほかでもない自分によって愛でられると、私たちは心からの安堵感に包まれ、自分に優しくなり、このままでもよいと受け止められるようになります。

すると、**「もっと素敵になりたい」「あんなチャレンジがしてみたい」という希望ややる気が満ちてきます。**

だからこそ、スルスルと人生が変わっていくのです。
自分では想像もしていなかった人生へ向かうことができます。

「愛でる」の反対は「責める」

自分を愛でられないとき、そこにあるのは「自分への不足感」です。

「あの人みたいに夫が優しかったら、もっと幸せなんだけど……」
「痩せたら、もっと素敵なパートナーに出会えるかもしれない」
「こんなにがんばっているのに、上司が全然認めてくれない」

これらに共通しているのが「不足感」。**自分の足りないものに、つい目がいってしまう状態です。**
「不足感」ばかりに注目すると幸せを感じにくくなります。そして、何かが足りていない自分を責めるようになります。

「だから、私はダメなんだ」
「もっとこうならないといけない」
「ほら、やっぱり失敗した」

このような言葉で自分を責める声が、頭の中でグルグル渦巻いている人も多いのではないでしょうか。

そう、「愛でる」の反対語は「責める」です。

現代は自分を責めている人が本当に多い。かくいう私自身が自分を責めてばかりいましたから、責める人の気持ちは誰よりもわかっているつもりです。

私の〝自分責め〟のピークは20代後半でした。友人たちが結婚し始めた頃です。周囲には、家族を持つ人だけでなく、起業したり夢を実現する人も多くいました。当時は、「私なんて結婚の予定はないし、ましてや恋人すらいない……」といじけた気持ちでいっぱい。

そのときはエステティシャンをしていたけれど、技術がなかなか向上しなくて、「あなたはあまりケアが上手じゃないわね」と上司にチクリと指摘されることもしばしば。お客様から「担当を変えてほしい」なんていう要望もありました。

施術をさせてもらえないときもあって、床を拭きながら「なんで私って、こんなにダメなんだろう」とふがいない思いでいっぱいになり、よく泣いていました。

不幸の原因は「自分責め」

振り返ってみれば、自分を好きになれなかったのは幼い頃からでした。私は奥二重（当時はコンプレックス）ですが、姉は目がぱっちりした二重で本当にかわいい容姿をしていました。

姉と比べて自信をなくしているうえに、思春期になると整った顔立ちの友人たちと比べてばかり。自分の外見をますます嫌っていきました。

じつは**30歳くらいまで写真を撮られるのが本当に苦手**で、10代の頃は撮った写真を全部破って捨てていたくらいです（笑）。

さらに当時は、父と姉の折り合いがあまりよくありませんでした。険悪な雰囲気になるのがすごく嫌だったので、私はいつも父の機嫌を取りながら生きてきたように思います。それが板についてしまって、つい人の表情をうかがったり、空気を読んだりするのが上手になっていきました。

その場を丸く収めるために、調子のいいことを言うので、どこかで嘘をついているような気分でした。そのうち自分の外見だけでなく、内面までも嫌うようになっていったのです。

「私はいつも誰かの引き立て役」
「4人いたら3番目くらいのポジション」

ずっと自分自身をこんなふうに思ってきました。何かが起きるたび、自分がダメだから、足りないところがあるからなんだと、すべて自分のせいにしていました。

自分を責め続けるとどうなると思いますか?

自分に自信がなくなるのはもちろん、周囲との関係も悪化していきます。

脳は、主語を認識しないといわれます。他人から言われた言葉も、自分で思った言葉も、自分への影響は同じです。たとえ自作自演だとしても、自分を責めて攻撃していると、心はどんどん疲弊して自信をなくします。

しかも、自分とはいつも一緒にいますよね。だから、自分の言葉は四六時中聞くはめになるので、ほかの人にごくたまに言われる言葉よりも定着しやすくなります。だから怖いのです。

自分への影響だけではありません。人間関係も悪化していきます。

いつも自分を責めているから、人のちょっとした言動も自分を責める言葉として捉えて傷ついてしまいます。**「私はいつも責められている」という被害者意識で周りを見てしまい、周囲の人を加害者にしてしまうんです。**加害者にされた人は気分がよくないですよね。

さらに、自分への厳しさと同様のマインドを、自分以外の人にも求めるようになります。知らず知らずのうちに、人にも厳しく接してしまうのです。そんな状態では、周りの人にも愛されなくなってしまうと思いませんか？

自分責めが加速していた当時の私は、自分へダメだししてばかりだったので、自分が何かを成し遂げることなんてできないと思っていました。自分で自分を信頼できないから、とても不安な毎日でした。

なかなかやめられない「自分責め」の原因とは

怖いことに、自分責めって快感なんです。 まるで悲劇のヒロインになった気持ちになれるんです。

さらに、自己防衛もできます。だって、すでに傷ついてしまった人を周りは責めませんから。自分責めには、それなりのメリットがあるから、なかなか止められません。

でも、もともと自分を愛でる欲求を持っている私たちが、なぜ不足感に目を向け、自分を責めるようになるのでしょう？

そこには、二つの原因があります。

ひとつ目は、SNSやインターネットによって、他人の人生を垣間見る機会が圧倒的に増えたこと。 SNSには他人のキラキラした生活があふれています。

「話題のあのお店でお食事をしているなんて、すごいなあ」
「あんな高級ブランドのバッグを持っている」
「素敵な彼にプレゼントされたんだ」
「友人が多くて幸せそう」

つい、「それに比べて私って……」と必要以上に人と自分を比較してしまうようになります。人が発信している物事を、まるで〝幸せ見本のカタログ〟だと思ってしまうんです。それが自分にとって本当に幸せなのかどうかも考えずに……。

もうひとつの原因は、幼い頃の育てられ方の影響です。

親が厳しかったり、愛情表現が苦手だったりすると、子どもは愛されていないと感じることが増え、さらにその理由はすべて自分のせいだと思ってしまいます。

幼い頃ほど、子どもにとって親は唯一無二の存在ですから、愛情を得て庇護されるかどうかは死活問題。だからこそ、親の期待に応えようと必死になり、他人の顔色をうかがったり、自分の不足を探したりするマインドが定着してしまいます。

親が兄弟姉妹とあなたをよく比較する場合もその影響は大きくなります。誰かとの比較によって自分の価値が決まるわけですから、大人になったとしても周囲からどう見られているかをつい気にしてしまうのは当然です。

この二つの原因に共通しているのは、「自分を見ていないこと」。

人の目を気にしたり人と比べたり、そこに「自分はこうしたい」「自分はこう思う」という意志がありません。いわゆる他人軸で生きているのです。

事実、私自身も人と比べたり人に気を使ってばかりいたら、自分責めが加速していきました。

逆に言うと、自分軸になって物事を見たり考えたりすると、不足感から抜けだせて自分責めをストップできるようになります。

じつはこれが「自分を愛でる」ことにつながっているんです。

すべての感情には理由がある

「自分を好きになろうといろいろな本を読んだりセミナーに行ってみたりしたけど、どうしても好きになれない！」と、自分を好きになれないことや、自分を受け入れられないことに悩んでいる人も多いですよね。

「自分を好きになるってそんなに大事なんだ！」と思えば思うほど、なかなか自分を好きになれない自分をついまた責めてしまう……。そんな悪循環に陥っていませんか？

ここで考えてみたいのが、「自分を愛でる」とはどういうことなのか、です。

「自分を愛でる」とは、「存在を認めて慈しむ」こと。

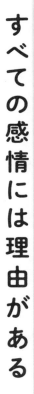

ちょっと抽象的でわからないかもしれませんので、具体的に説明していきますね。

注目してほしいのが「存在を認める」という言葉です。

「存在を認める」とは、「**自分に意識を向ける**」。そして、「**自分が持つどんな感情も否定せずに受け止める**」ことです。

とくに常に自分にダメだししている人は、怒りや不安、不満といったネガティブな感情を悪者にしがちで、「そんなこと思っちゃいけない」となかったことにします。人によっては、つらいことがあっても、「仕方がない」とあきらめているかもしれません。

私が一緒に働くシングルマザーの女性は、離婚してから一度も悲しんでいる姿を見せませんでした。

「離婚したおかげで私は今こんなに楽しく働けている」「離婚したことで今すごくい

い人生を送れている」とポジティブな発言ばかり。決して「あのときは、つらかった」「元夫むかつく」「寂しい」「一人で子育てするのはやっぱり不安」などと、弱音や毒を吐くことはありませんでした。すべてが前向きな言葉に変えられていきます。

そんな彼女につきまとっていたのは、生きにくさでした。自分ががんばっているから周囲にもがんばることを無意識に求めてしまうし、いつも原因不明のモヤモヤした気持ちがつきまとっていたそうです。

自分の悲しみに向き合えない人は、人の悲しみにも寄り添えません。だから、浅い人間関係しか築けなくなります。彼女は孤独感にも悩まされていました。

怒りだって、悲しみだって、寂しさだって、不安も不満も、すべて感じていいものです。人間なら感じて当たり前のもの。なぜなら、**すべての感情には必ず理由があるからです。**

人はどんなときも常にベストな選択をしています。後から振り返ると、「あのときもっとこうすれば……」と思うことはあっても、**そのときの自分の心、カラダの状態、環境、すべての状況を考慮すると、必ずベストな選択をしているはずです。**

たとえば、お母さんが子どもに腹を立ててつい感情的に怒鳴ってしまったとします。後から、「なぜあんなことを言ってしまったんだろう」「もっと話を聞いてあげればよかったのに、私は本当にダメな親だ」と悔やみます。このとき、私たちは「腹を立ててしまった」という事実だけを見て自分を責めます。

でも、そのときのお母さんは、寝る時間がないくらい育児で疲弊していたかもしれません。仕事で嫌なことがあったかもしれない。お母さん自身が親に感情的に注意されて育てられてきたのかもしれない。冷静に注意できればベストかもしれませんが、感情的だとしてもそのとき注意しておかないと、子どもがケガをする可能性があったのかもしれません。

もちろん、大人として親として改善すべきことはあると思いますが、一度はまず自分がとった行動の理由や自分の感情をちゃんと見て、受け止めてあげることが大事です。

どんな感情も、あなたに受け止められたがっています。

あなたは忘れたつもりで、もう大丈夫だとネガティブな感情を心の奥深くに閉じ込めてしまっても、決して消えることはありません。

無理に閉じ込めていると、何かをきっかけにふと湧き上がってきます。それが人生の悪循環になったり、慢性的な生きづらさにつながったりします。

感情は向き合い、受け止めると浄化されていきます。まずは受け止めたうえで、「どうすべきだったんだろう」と考えたほうが、建設的に無理なく改善していけます。

そして、それが、「自分を愛でる」ことになります。

自分の本音、わかっていますか？

「自分を愛でよう」とさっそく取り組もうとしたあなたは、とても素晴らしいです。それこそ、自分に意識を向ける最初の一歩を踏みだしたのですから。

でも、自分に意識を向けて感情を受け止めようと思っても、つまずいてしまう人も多くいます。なぜなら、自分が受け止めるべき「本音」がわかっていないからです。

この章の最初に、**本音に気づくと人生が変わるとお伝えしましたが、多くの人は自分の本音が理解できていません。**いつも外に意識が向いていて、自分にベクトルを向けていないからです。ただ、突然自分に意識を向けたからといって、本音は簡単にでてくるものではありません。

あなたは、自分が今本当は何をしたいのかわかりますか？

怒ってしまったとき、その怒りの下にどんな気持ちがあるか理解できていますか？

「嫌だなあ」と思うことを自覚して、すぐにストップできますか？


私がエステティシャンをしていた当時、多くの人が自分の本音に気づいていないことを実感した出来事があります。エステにいらっしゃるお客様は、「太ももに隙間がほしい」「たるんたるんの二の腕の振り袖をなんとかしたい」など、さまざまな痩せたいという希望を持って訪れます。


そこで気づいたのは、**「痩せたい」「変わりたい」という気持ちの根っこには、必ず別の本音が隠れている**ということです。「太っている怠惰な私は愛されない」「美しくないと人に認められない」、そんな思い込みが眠っています。

この思い込みに自分で気づいて向き合わないと、なかなか痩せることはできません。

たとえ痩せても、自分に自信が持てずにリバウンドを繰り返し、「痩せたって、結局人生は変わらない」と永遠に不満続きのままになってしまうのです。

その証拠に、たとえ似たような見た目であっても、悩んでいる人と悩んでいない人がいます。今までのエステティシャン経験で、私はいくら痩せても満足しない人にたくさん会ってきました。太ももが細くなったら次はお腹……、エステに脂肪吸引など、痩せるためのさまざまなチャレンジをします。

見た目が変化しても、「全然キレイにならない」と思い込んで自分を認められない。そんな〝ダイエット難民〟が後を絶ちません。

そこで私は、一般的なエステのカウンセリングよりもお悩みを深掘りして質問を重ねました。すると、体形にコンプレックスがある人や悩んでいる人は、必ず過去に原因があることがわかりました。太っているのを理由にいじめられたり、好きな人にふられたり、親にとがめられたり……。

今の自分ではダメだという自信のなさや不安、愛されない悲しさ、そんな気持ちが心の奥深くに閉じ込められていることがほとんどでした。

自分の本音に気づくと、不思議なことに「悩みを解決したいと思う本気度」が変わります。

ダイエットも、痩せたいという思いの底にある「自信のなさ」や「愛されない悲しさ」に気づくと、まるで痩せスイッチが押されたように効果が出始める人が本当に多くいました。

自分の本音を知ることは、私たちにとっていかに大切か、影響が大きいのかをまざまざと実感させられる経験でした。

セルフマッサージで自分を愛でる

世の中にカウンセリングやコーチング、占いなどのサービスがあるのは、それだけ人は、自分の心の中を把握できていないからです。だからこそ私は、自分の本音を理解するためのセルフマッサージを伝えています。

「自分を愛でる」ことは、自分自身に意識を向け、すべての感情を受け止めることから始まります。

しかし、**すべての感情を受け止めること自体、どうしたらいいかわからない人がほとんどでしょう**。心や感情は実態のないもの。だから何が正解か、どうやったらいいのかわからないのも当然です。つい、「心の持ちよう」でなんとかしようとがんばってしまいますが、それは間違っています。

自分を愛そう、好きになろう、なんて気軽に言われることもありますが、そもそも「心の持ちよう」を変えること自体とても難しいこと。マインドは簡単に変えられないから人は悩みます。

セルフマッサージは、意志の力に頼りすぎず、もっと簡単に自分を愛でるために使えるとても優れたツールです。

カラダをさわることで、自分に意識を向け、自己の存在を認めることができます。

カラダをさわって感じる温度、硬さといった日々の変化によって、自分の本音に少しずつ気づいていくことができます。

自分の手によってあらゆる感情を受け止め、そして、いたわり慈しむことができます。

カラダをさわり、向き合い続けていると、高いカウンセリング料や占い料をかけなくても、自分が何を感じているのか、何が嫌で何が好きか、何をどうしたいのかに、気づけるようになるのです。

さらには、カラダのコリがほぐれてスッキリしたり、ほっそりしたり、女性らしいラインになったりとカラダそのものが変化するなら、一石二鳥どころの話ではありません。自分でできるのでコストもほとんどかかりませんし、やってみて損はまったくないのもセルフマッサージの優れたところ。

ここまで読んでくださったあなた、もっと自分の本音を知りたい、自分を愛でてみたいと思っていませんか？

今すぐできるのもセルフマッサージのいいところです。本を読みながら、まずはちょっと二の腕にふれてみましょう。

どんな感触ですか？　冷たい？　温かい？　硬い？　柔らかい？　ザラザラしている？

とにかく、さわり心地を感じてみてください。
それが、あなたが自分を愛で始めた、記念すべき第一歩。

次の章から、カラダが何を教えてくれるのか、セルフマッサージによってなぜ変われるのか、その理由をより深く説明していきます。
どんな未来があなたを待っているか、ちょっとワクワクしながらページをめくってみてくださいね。

2章

心とカラダを自分で手当てできる仕組み

セルフマッサージは現代の手当て

私の提案するリリナージュは、「ふれる」「カラダの現状に気づく」「心の状態に気づく」「愛でる」「ゆるむ」を自分の手で行っていくメソッドです。
肌に「ふれる」ことで、現状のカラダのコリや脂肪のつき方、日々の習慣や考え方のクセに「気づく」。さらに、カラダにふれながら自分の心に向き合い、心の状態や自分の価値に「気づく」。するといつの間にか、自然に自分自身への感謝があふれ、自分や人を「愛でる」ことができます。心とカラダが「ゆるみ」、軽やかに未来へと羽ばたけるようになるのです。

セルフマッサージをするだけで、なぜこのような心とカラダの変化が起こるのでしょうか？

この章では、変化が起きる理由をカラダの仕組みから説明していきます。

まず、リリナージュは、自分の手でカラダにさわることを何よりも大切にしています。つまり、**「自分で自分を手当てする」メソッド**とも言えるのです。

「手当て」とは手をカラダに当てて、痛みを和らげたり、気持ちを落ち着かせたりするケアのことです。古来私たちは、カラダの不調や不安、緊張を感じたとき、お腹をなでたり、肩をさすったり、カラダに手を当てて癒やしてきました。

リリナージュが、こんなにも多くの人の気持ちや人生を変えているのは「手当て」と同じように手で行うからです。そして、毎日「自分の手」でふれているからこそ、自分のカラダの小さな変化に気づけるようになっていきます。

誰かにやってもらう
マッサージでは変わらない

セルフマッサージがいいと伝えると、「人にやってもらうマッサージではダメなの？」とよく質問されます。

私自身、人にマッサージしてもらうのは大好き。肩コリがラクになったり、むくみが解消されて見た目がすっきりしたり、いいことはたくさんあります。ダイエット効果も十分期待できます。

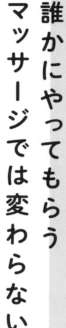

でも、人の手によるマッサージでは、内面の変化まで起こすには遠回りになるかもしれません。

サロンのエステティシャン時代、私はいつもお客様の気持ちや根本的な悩みまでケアしたいと思っていました。ところが、ほとんどのお客様は、エステに来るのが1カ月に1回程度。多くても1週間に1回程度です。残念ですが、その頻度で根本的な悩みまで解決することは難しい。一方、**セルフマッサージなら、自分次第で何回でも自分にしてあげることができます。**

セルフマッサージの劇的な効果を実感したのは、エステティシャン時代のインスタグラムでの発信がきっかけでした。

最初はサロンにいらしたお客様に、1カ月に1回のエステだけではもどかしくて、「自宅でもセルフマッサージをやってほしい！」というメッセージを送るつもりで、自分の脚をマッサージする動画を発信しました。すると、次のような予想外の反応が届き始めました。

「頭痛薬がいらなくなりました！」
「ぐっすり眠れるようになりました」
「体重が落ちました！」

この反応には本当に驚きました。同時にセルフマッサージの持つ可能性をもう少し探ってみたくなりました。

そこで、インスタグラムでモニターを1名募集。

3カ月間かけてオンライン上でセルフマッサージのマンツーマンレクチャーとダイエットのサポートをしました。週に一度カウンセリングを行い、後ろ姿をチェックし（後ろ姿診断については120ページ～参照）、カラダと心の状態を見極めたうえで、次にやるべきセルフマッサージを伝える。1週間続けてもらったら、再びカウンセリングを行い、カラダと心の現状を確認。そこでまた必要なセルフマッサージを伝えて1週間継続するという工程を繰り返してもらいました。

果たして結果は……？

3カ月後、体重が8キロ落ち、本人もびっくりするほどキレイに変化しました。モニターさん自身もインスタグラムで、セルフマッサージの様子を発信していたため、「自分も投稿されたセルフマッサージをやりだしたらこんなに変わりました！」

というメッセージが写真つきで次から次へと送られてくるように！
「セルフマッサージってすごい」
このとき、セルフマッサージが持つ力を確信しました。

自分のカラダの状態をセルフマッサージで理解すると、心の深いところにある悩みや、「こうなりたい」という思いの本質にアプローチできるので、変化がでやすくなるのです。

先ほどのインスタグラムでのモニターさんは、私がサポートに入り、心の状態を知るためのカウンセリングをしましたが、自分自身へ質問を投げかけながらマッサージすることで、このカウンセリングと同等の効果が期待できます。

そして、マッサージをしている間は「変わりたい」「素敵な自分になりたい」という思いが、手を動かすたびにカラダに自然に注がれることで、変化したいという意識がより強化されて効果が上がります。

さらに、**セルフマッサージの効果を後押しするのは、「自分の手で変われた」という自信です。**自分を信頼できると、自分に力を与えることができます。

明らかなカラダの変化で、自分の手で自分を変えられることを実感できると、その後の劇的な心の変化へとつながります。だから、人生まで変えることができるようになるのです。

愛情ホルモンが分泌され、ストレス反応が抑えられる

自分の手で自分をマッサージすることは、「手でふれられる」効果と「手でふれる」効果の両方を得ることができます。

少しややこしいですが、ひとつずつ説明していきますね。

カラダの痛いところや違和感があるところを自然と手でさすっていたことはありませんか？　また、**誰かにカラダをさすってもらったことで不思議と痛みが和らぎ、心が落ち着いたという経験をされた人も多いはずです。**

エステティシャン時代、私も「手でふれられる」効果を何度も実感してきました。

カウンセリングのときに目も合わせてくれなかったお客様が、マッサージの施術中

はよくお話をしてくれます。夫の浮気、家庭の不和や借金……、まるで占い師としてお客様の悩みを聞いている気分になるほど赤裸々な内容です。施術後はお客様がスッキリ明るい印象へ変化し、私との心の距離もグッと近づくことが日常的にありました。

肌にふれられる前と後でこんなにも変化がある理由は、ホルモンの分泌と脳への刺激が大きく影響しています。

マッサージで皮膚に触覚刺激を与えることで、愛情ホルモンと呼ばれる「オキシトシン」の分泌を促します。「オキシトシン」は、ストレス反応を抑えて幸福感を高め、人との信頼関係を強めることがわかっています。

また、手でカラダをゆっくりさわられることで脳内の「島皮質《とうひしつ》」と「扁桃体《へんとうたい》」という部分が刺激を受けます。「島皮質」は、情緒や共感、他者を理解する役割を果たす脳の部位で、刺激を受けるとコミュニケーションに関する機能が発達するといわれています。

「扁桃体」は、ストレスによって、不安、恐怖といったネガティブな感情を誘発する部位ですが、肌にふれられることで、その過活動が抑えられて感情がコントロールしやすくなることが研究で明らかになっています。

これらの効果が複合的に合わさって、先ほどお話ししたお客様は幸せで優しい気持ちになって帰宅されたのです。

もしかしたら「タッチケア」というネーミングを聞いたことがある人もいるかもしれません。昨今は、肌にふれることがカラダにどんな作用を及ぼすかといった研究が進んでいて、医療や介護の現場では重要視されています。

何よりうれしいのは、誰かにふれてもらうときだけではなく、自分の手でカラダにふれた場合にもこれらの効果がもたらされることです。

つまり、**セルフマッサージは、タッチケアを自分自身にしてあげられる便利な方法なのです。**

自分の感情とカラダの変化に気づく

ここからは、「自分の手でふれる」ことによる効果について説明しますね。

皮膚は、毛根のある部分とない部分で、持っている機能が異なります。

毛の生えていない手のひらや足の裏に備わっているのは、質感や温度を感じる「知覚機能」。これは、硬いとか柔らかいといった感触や、冷たい温かいなどの微妙な温度感を受け取る器官です。つまり、セルフマッサージで使う手のひらは、感覚をキャッチする器官になります。とくに指先は、細かい感覚まで捉えることができます。

一方で、体毛の生えている皮膚は「感情喚起機能」が備わっています。感情喚起機能とは、簡単にいえば、ふれられることで気持ちいいとかうれしいなどの気持ちを感じる機能のことです。

セルフマッサージは、自分の手のひらの知覚機能でカラダの状態を知り、さわられている皮膚側の感情喚起機能が心地よさをキャッチする仕組みです。

知覚機能によって自分の今の状態を理解できるのと同時に、感情喚起機能を使ってリラックスすることができます。

自分の手でふれることで得られる効果は、ほかにもあります。

セルフマッサージをすることで、脳の自己概念に関わる部位の「島皮質」と「前帯《ぜんたい》状回《じょうかい》」が活性化することが研究でわかっています。これらの部位は、自分の気持ちの変化に気づき、自分のカラダの状態がどうなっているかを感じとります。さらに、自分がどういう人間かをより深く考えることもできます。**「島皮質」と「前帯状回」が活性化することで、自分の感情やカラダの状態についての情報を手のひらがキャッチしやすくなるのです。**

また、自分で自分にふれるからこそ、他人にふれられるときに感じる緊張感や不安感を抱きにくく、どんなに評判のいいマッサージよりもリラックスできるはずです。

まずは自分の手で自分のカラダにふれてみましょう。

ただ無意識的にさわるのではなく、「乾燥している」「冷たい」「温かい」と、手のひら全体でカラダを感じようとしながらさわってみてください。

最初は、ボディクリームをぬるだけでも大丈夫です。カラダにふれることで、何を感じるかキャッチしてみましょう。

セルフマッサージに慣れてくると、自分で自分の状態がわかるようになり、自分を癒やしてあげられるようになります。

しかし最初のうちは、カラダと心の変化や感覚がわからないことがほとんど。まずは、「昨日より冷たい」「硬い」「痛い」「ざらざらしている」といった、小さな変化に気づくようになるまでさわり続けてみてください。そして、思う存分心地よさを味わってください。

肌にふれるときのただひとつのコツは、手のひら全体をベタッと肌にくっつけること。密着させることで、ふれられた肌は心地よさを感じますし、手のひらはカラダの感覚をつかみやすくなるからです。

実際、プロのエステティシャンが修業中に何度も注意されるのが、この手のひらの使い方。密着しているほどマッサージされている人の心地よさが増すことがわかっているので一番練習するところです。そして、ベテランになるほど、手のひらがカラダに密着するような施術ができるようになっていきます。

手のひらをベタッとくっつけても何もわからない、変化なんてない。そう感じていたとしても大丈夫。ただ集中してさわり続けることで、次のページから紹介する心の変化をもたらしてくれます。

セルフマッサージは、頭の中を空っぽにする瞑想

1章で説明したように、知らず知らずのうちに「ほら、だから私はダメなんだよ」「どうせうまくいかないよ」「今の言葉であの人を傷つけたんじゃない?」といった鋭い刃のような言葉を自分へ向けている人がたくさんいます。

自分を認め、愛でるためには、まずこの自分責めをストップすることがとても大切です。

ただ、自分責めをしている人は、自分を責めたくてしているのではなく、考え方のクセになっているケースがほとんど。意識するだけではなかなか変わりません。

だからこそ近年、思考を止め、雑念にとらわれずに、今の気持ちやカラダの状態を

あるがままに受け入れる「マインドフルネス」が注目されています。「マインドフルネス」はいわば瞑想のようなもの。頭の中を空っぽにして、自分が今本当に感じていることに集中します。すると、自然と自分責めがストップできるのです。

セルフマッサージは、この瞑想に似ています。

ただ、瞑想にチャレンジした人はわかると思いますが、実際取り組んでみると「今日の夜ごはんどうしよう」とか「明日の持ち物、準備していない」などなど、次から次へと雑念が湧いてきて、自分に集中するのはとても難しいものです。結局やめてしまった人も多いのではないでしょうか。

しかし、セルフマッサージは、集中する対象が明確です。カラダというわかりやすい媒体を通して、自分自身に意識を向けることができます。

そして、**カラダをさわり、カラダの状態を感じることに集中できるので、自分責めを含む雑念が軽減できます。**

そしてもうひとつ、セルフマッサージで自分責めをストップできる理由があります。それは「心地よさ」。

先ほど説明したように、カラダにふれることで幸せホルモンである「オキシトシン」が分泌されて幸福感が高まり、ストレスやネガティブな感情が抑えられます。さらに、マッサージで血行がよくなることで、カラダが温まり心地よくなります。

考えてみてください。そんなときに、自分を責めたり、怒ったり、悲しんだりすることができるでしょうか。

もちろん、答えはノーですよね。

試しに、いい香りのボディクリームをつけてマッサージをしながら「私ってなんてダメ人間なの！」と自分を責めてみてください。マッサージを続けるうちに「まあ、いっか！」という気持ちになりますよ。

ついがんばってしまう人、自分を愛でることがどういうことなのかわからなくて悩んでいる人は、ぜひ今まで紹介した効果を理解したうえでセルフマッサージを試して

ください ね。

私自身セルフマッサージの真価に気づいてから、**以前に比べて大きく変化したのは、「幸せだなあ」と感じるのが通常モードになったことです。**人と比べることが少なくなり、比べたとしても人と違う部分について自分を責めなくなりました。

「この人すごいなあ。こんなことできちゃうんだ。それに比べて私は……」というのが、私のかつての考え方のクセ。今は、「目の前にこんな素敵な人が現れたということは、私にもこんなふうになれる可能性があるんだ！」と自然に考えられるようになりました。

「あの人に比べて私には価値がない」という考え方から脱却して、「自分にも価値がある。今できていないのは、ただやっていないだけ」と、自分の価値を信じられるようになったのです。

自分と他人との境界線を認識して客観視する力を育む

もうひとつ重要な効果があります。それは、セルフマッサージを行うことで、自分自身と距離ができることです。言い方を変えると、自分を客観的に見られるようになります。

ネガティブな感情から抜けだせないときの私たちは、「私があしたからいけなかった」「自分のここがよくない」など、他人の意見も聞かずに自分の感情の中にどっぷりつかっている状態です。そう、自分自身を客観的に見られていません。

そんなとき、**自分と距離をつくり、自分自身を別の視点から見ることができれば、ネガティブな思い込みの世界から、いち早く抜けだすことができます。**

なぜセルフマッサージをすることで、自分を客観的に見ることができるのでしょうか？

それは単純に、皮膚をさわるからです。

皮膚はカラダの一番外側の器官。自分と自分以外をわける境界線です。つまり、皮膚をさわり続けることは、「自分」という存在をひとつの「個」として認識する行為になります。

今は、ＳＮＳをはじめバーチャルの世界での交流が当たり前です。自分でも気づかないうちに、他人と自分を比べる機会が劇的に多くなりました。

みんなが持っているから、みんなが幸せそうだから、そんな理由で買い物をした経験のある人もいるでしょう。本当はほしいわけでもないのに、つい買ってしまう。それは、他人と自分との境界が曖昧になっているからです。

子どもと自分とを区別できずに悩んでいる子育て中のママもたくさんいます。「どうして、これができないの？」「子どもがやってくれなくてイライラする」「子どもが心配でたまらない」などなど……。これらの感情は、子どもと自分自身を同化しているから起きることです。

人間関係において、自分と他人の境界線をしっかりと認識できないことは、さまざまな弊害を生みます。

「人は人」という言葉で自分を奮い立たせても、意識するだけでは、自分と自分以外の人をわけて考えることは難しいですよね。とくに、その人との関係が近ければなおさらです。そんなとき、**自分と他人との境界線である皮膚をさわることが、視点を変える助けになります。**

ある60代の女性は、夫の顔色をうかがいすぎて、自分の意見が言えないという悩みを長年抱えてきました。セルフマッサージを習慣化すると、「人は人、自分は自分」と思うことができ、自分の思ったことを伝えられるようになったと話してくれました。

我慢したりがんばることが美徳とされていた時代を経験している世代は、とくに人に合わせたり、パートナーに気持ちを委ねてしまいがちです。けれども、自分の人生の舵を取るのは、あなたしかいません。

カラダの仕組みを利用した深層リンパマッサージでほぐす

ただ単にカラダにふれることに慣れてきたら、深層リンパマッサージを試してみてください。

深層リンパマッサージは、骨のキワや筋肉と筋肉の間の筋にアプローチし、深い部分にあるがんこなコリやリンパ節をほぐすマッサージです。

この章の最後に紹介する私が日頃行っているデコルテのマッサージと3章で紹介する首と肩・二の腕・ふくらはぎ・顔のマッサージは、この深層リンパマッサージです。

通常のマッサージに比べると痩せる効果が高く、カラダの変化をいち早く実感できます。「脚に深層リンパマッサージしていたら、人生で初めて太ももの間に隙間ができた！」といった驚きの声もよくいただきます。

ここで、リンパについて簡単に説明しますね。
リンパ管は、カラダの中を走る排水管のようなもの。リンパ液と呼ばれるカラダの老廃物や水分は、リンパ管を通ってカラダの外へと排泄されます。
リンパマッサージは、リンパ管の流れを促してリンパ液をスムーズにめぐらせ、カラダをスッキリさせる効果があります。

一方、リンパ管がカラダの排水管だとしたら、カラダのゴミを一気に引き受ける排水溝の役割を担うのがリンパ節です。リンパ管を通って集まった老廃物は、このリンパ節に集まります。よく知られているリンパ節は、鎖骨、ひざの裏、脇の下、そけい部です。どんなにリンパ管のめぐりを促しても、リンパ節に老廃物がたまっていれば、リンパの流れは滞ったままです。**深層リンパマッサージでは、この老廃物がたまるリンパ節を重視してケアしていきます。**

また、鎖骨にある「静脈角《じょうみゃくかく》」は、深層リンパマッサージでとても大切にしたい器官です。静脈角は、全身のリンパ液が最後に集められる場所で、この静脈角を境にリンパ液が静脈に回収され、カラダの外に老廃物が排出されます。

ここのリンパの流れが滞ると、肩コリや首コリ、背中のむくみや下半身にまで影響を及ぼします。

そしてもうひとつ重要なのが「乳び槽《にゅうそう》」と呼ばれる器官。乳び槽は胃の裏あたりに位置し、下半身やお腹から集まるリンパ液の集合施設です。乳び槽あたりのリンパ液が滞ると、お腹がでて脚が太くなり、腰まわりに浮き輪のような脂肪がついてきます。

根本的なカラダのめぐりを改善するためには、どちらも外せない器官です。

深層リンパマッサージは、カラダの仕組みを最大限に利用して、**カラダを変化させるための効果的なスポットにしっかりアプローチしていきます。だから、カラダが明確に変化するのです。**

リンパマッサージで知っておきたいこと

カラダの老廃物を運ぶリンパ液の流れと、リンパ液が集まることで老廃物が溜まりやすいリンパ節。そして、リンパ液が集まる静脈角と乳び槽の位置です。知っておくとセルフマッサージに役立ちます。

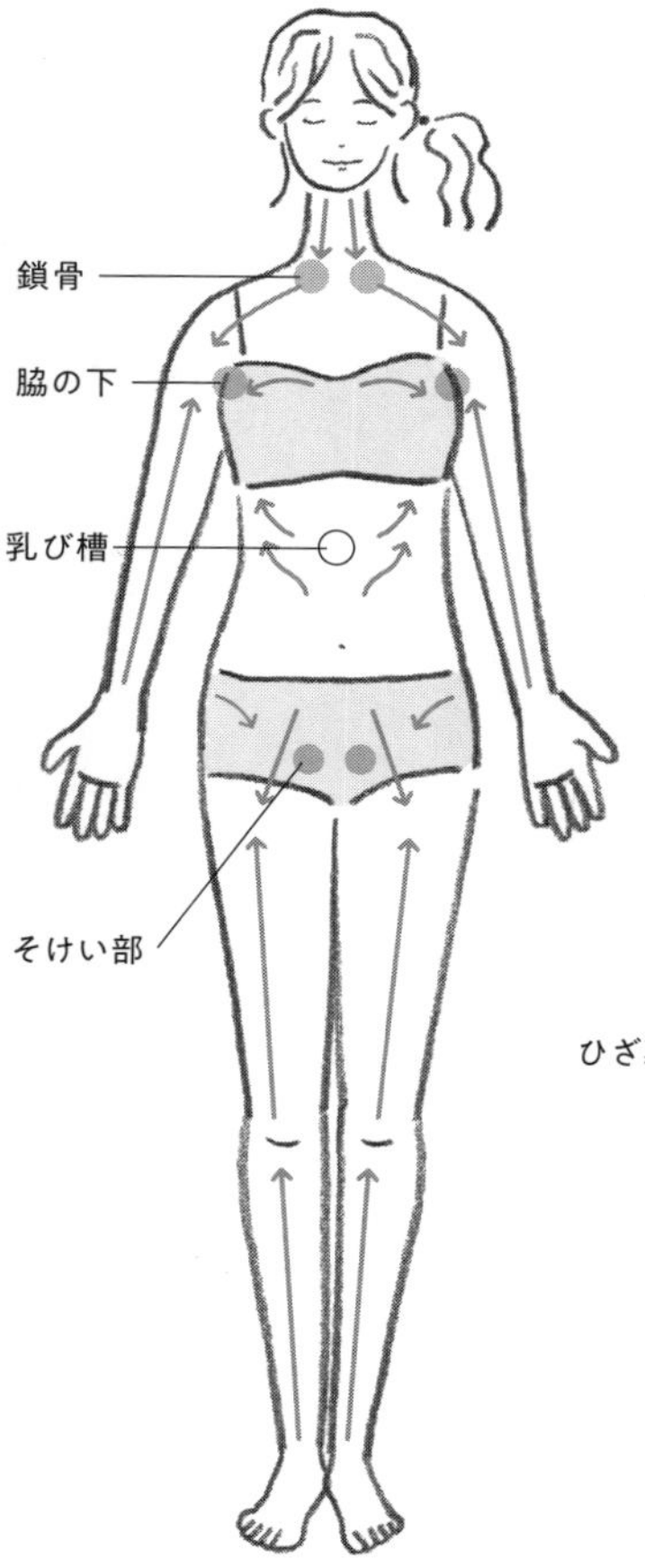

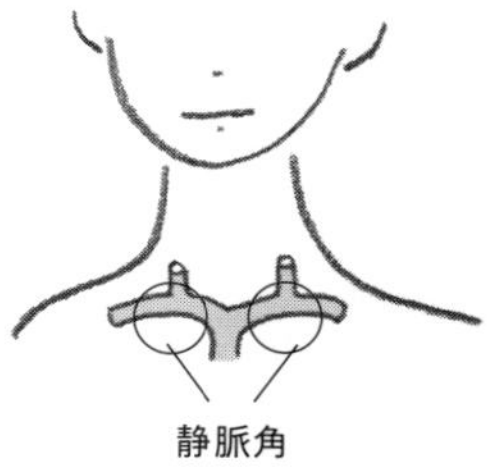

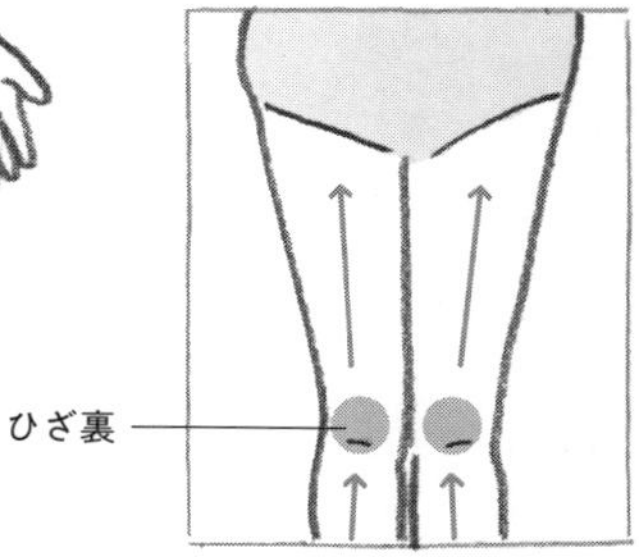

→…リンパの流れ
●…リンパ節

自然とあなただけのカラダになっていく

深層リンパマッサージは、骨のキワを意識してほぐすことにより、ただ細くなるだけでなく、その人にしかないメリハリのあるカラダになれるセルフマッサージです。

私は比較的体重が増えにくい体質で、中学生くらいの頃から「スタイルがいい」「細い」などと言われてきました。

しかし、いくら人から褒められても自分のカラダに自信を持つことはありませんでした。深層リンパマッサージをするまでは、人前で水着姿になることができなかったんです。なぜなら、貧相なカラダだったから。胸がないし、いかり肩だし、寸胴だし……女性らしくないカラダはコンプレックスだらけ。

そんな私も深層セルフマッサージを続けるうちに、自分のカラダに愛着を持つようになりました。そのうち、ついてほしくないところにあった脂肪は少しずつ軽減し、骨のキワを意識してマッサージすることで筋肉がほぐれ、ガリガリで胸元の骨が見えていた部分がふっくらしてきたのです。

「胸元がふっくらしてる……。私のカラダ、女性らしいかもしれない……」と自分に対して思えた日を今でも覚えています。

以前は、鏡に映る胸元が嫌だったのに、いつの間にか自ら見たい場所になったとき、私はこんなにも愛おしい自分のカラダに水着を着せてあげたいと思いました。

深層リンパマッサージで骨のキワをマッサージすると、鎖骨や手首、足首などの骨が自然とでてきます。骨感がでてくると、女性らしい華奢な印象を与えながら、本来の骨格を生かした体形に整います。すると、**単に痩せるだけではなく、その人にとって一番美しい体形を実現できるのです。**

自分らしい美しさは唯一無二のもの。あなたはあなたのカラダを愛おしく感じ始めます。

心のコリがほぐれ、繰り返される問題が解決する

深層リンパマッサージは、カラダだけではなく心のコリもほぐします。

筋肉と筋肉の間の腱や骨のキワなど深い部分にあるコリは、かなりがんこ。そのコリをほぐしながら、「なんでここが滞っているんだろう」「何か原因になることとってあるのかな」と自問自答してみましょう。

すると、**コリの原因になるカラダのクセや習慣、そのベースにある思考のクセや自分でもわかっていなかった問題に気づくことができ、自分自身を深く知るきっかけに**なります。

私自身、深層リンパマッサージで、大きな気づきと価値観の変化を体験しました。

それは、父との関係です。

私が幼い頃、父はとても厳しくて姉をよく怒鳴っていました。私自身はそんなに叱られませんでしたが、怒ったときの父の目が怖くて、できるだけ父を避けて生きてきました。

大人になってから関係性は少し改善したものの、それは「お父さんは、こういう人だから仕方ない」というあきらめの気持ちからくるものでした。

深層リンパマッサージを習慣化してから、とある出来事がありました。

実家でお風呂に入るとき婚約指輪を何気なく洗面所に置いていたら、父が「こんなところに指輪を置くなんて、お前はいつもこうだ！」と怒鳴ってきたのです。父から見たら、大事な指輪を適当に置いていることに腹が立ったのでしょう。でも、私は指輪を一番見失いにくい場所に置いたつもりだったので、すごく頭にきました。思わず「お父さんはいつも私を頭ごなしに怒る！　もう嫌！」と言って、家を飛びだしたんです。それまでは父が怒らないようにと、気を使って生活していたのに……。

その後どうなったかというと、なんと父が手紙をくれたんです。そこには謝罪の言葉と、なぜ自分が怒ったのかについて綴られていました。本当に驚きました。今のシニア世代が子どもに謝るのは、想像以上に勇気がいるはずです。

私は父に「お父さんに怒られたことがトラウマで、男性に怒られると恐怖を感じてしまう」と正直に伝えることができました。

今振り返れば、父との間にあった長年の心のコリがほぐれた瞬間だったんです。

このやりとりから、お互いが考えていることをきちんと伝え合えるようになり、父を一人の人間として理解できるようになりました。今となっては、父は面倒くさいけどかわいい存在です（笑）。

さらに、男性への価値観がガラリと変わりました。それまでは、「いばっているけど、家庭を大事にしない」とか「結局女性のほうががんばっている」などと、男性をちょっと下に見ていたところがあったんです。それが敬愛の目で見られるようになりました。

私の例だけでなく、一般的に父親は女性にとって男性のモデルになるため、パートナーシップにも父子関係が大きく影響します。私はこの出来事があったことで、パートナーとの関係性もとても良好です。子どもが生まれた今でもキスやハグも日常的にしますし、お互いを信じて気持ちをきちんと伝え合うことができています。

このように父との関係を改善し、パートナーとも仲良くいられるのは、セルフマッサージでどんな本音も無視せずに向き合い続けたからです。

セルフマッサージをするまでは、自分の気持ちなんて誰も興味がないと思っていました。本音で話すより、うわべで付き合うほうが、波風が立たずにラクだと思っていたんですよね。

けれども、セルフマッサージで自分の心とカラダの状態を観察していると、本当の自分は何が嫌いで、何が好きなのかがわかるようになります。

すると、**波風を立てずに見過ごそうとしていた嫌な出来事は、じつは何度も心の中で反芻され、他人や自分を責めていることに気づきます。**そのうち、本音を押し殺している自分に申し訳なさを感じてきて、もっと自分の気持ちを大切にしたくなります。

だから、私は自分の気持ちを素直に父へも伝えられるようになったんです。

深いコリをほぐしながら自分と深く向き合う深層リンパマッサージは、気づきの先に、現実の人間関係を大きく変化させる力があると実感しています。

事実と解釈をわけると、生きるのがラクになる

「自分を愛でる」とは、どんな自分も、どんな気持ちを感じる自分でも受け止めることです。そのとき、知っておきたいのは、事実と解釈をわける考え方です。

起きている事実は変わりませんが、その事実をどう解釈するかはさまざま。つまり、**解釈次第で、いたずらに落ち込むことや自己嫌悪に陥ることをセーブできるのです。**

たとえば、開催したセミナーに人が集まらなかったとします。

人によっては、「集客＝人気」と短絡的に捉えてしまうかもしれません。そして、人が集まらなかったことで「やっぱり私には人を集める力はないんだ」などと落ち込んでしまい、ショックで早く忘れようとしたり、再度チャレンジすることが怖くなったりすることもあるでしょう。

ここで注意したいのは、人が集まらなかったのは、あくまで事実。人が集まりにくい日時を設定してしまったのかもしれない、セミナーのタイトルがよくなかったのかもしれない。人が集まらない理由は、いくつも解釈のしようがあるのです。

こんなふうに考えられるようになると、生きるのがとてもラクになります。

この事実と解釈をわける技術は、セルフマッサージで身に付けられます。なぜなら、セルフマッサージがカラダという事実を通して、心を解釈する方法だからです。

私たちは、何か悲しいことや悔しいことがあった瞬間や直後は、反射的に感情が湧いてくるため、そこには解釈の余地がないように思えます。しかし、セルフマッサージをしているときはカラダも心もリラックスした状態なので、起きた出来事を「あのとき、私はなぜあんなふうに感じたんだろう」「相手は何を言いたかったのだろう」

などと、じっくり振り返ることができます。これによって、物事の見方が解釈ひとつで選択できることを実体験として知ることができます。

カラダは、いつもそこに必ず実在しています。そして、カラダの冷たさ、温かさ、硬さ、柔らかさといった感覚を教えてくれます。それはいわば「事実」です。

一方、心は形がありません。感情や気分は感じられても目に見えて実体としてつかむことはできません。しかし、**カラダの状態を通して、感情を解釈することはできます。つまり、セルフマッサージは解釈の練習になるのです。**

たとえば、「こんなにお腹が冷たくなっている」というカラダの「事実」を通して、「ああ、今日も無理して〝がんばらなきゃ〟って自分を追い込んだなあ」「それだけみんなの役に立ちたいという気持ちがあるのかもしれない」と、振り返りながら心を「解釈」していきます。

セルフマッサージを積み重ねていけば、カラダと心の関係と同じように、物事も「事

実」と「解釈」をわけて見ることが自然とできるようになります。物事をフラットに、客観的に見る目が養われていくのです。

物事を「事実」と「解釈」にわけて捉えられると、人の行動も、事実とその行動をとった人の気持ちとにわけて見られるようになります。

誰かに不愉快なことをされたり、ムカッとくることを言われたりしたときも、「なぜこの人はこんな行動をとったのだろう」という視点で見ることができるのです。

人はいつも自分にとってベストな選択しかしないと言われています。

「この人はなぜ、この行動をとるのがベストだと考えたのだろう」とその前提を加えて解釈しようとすると、他人がとった行動の理由がよりクリアにわかってきます。

もしあなたが誰かの言動で腹が立ったとしても、「この人にとっては、これがベストな選択だったんだ」と、できるだけ相手を理解しようとする姿勢になるのです。

そういえば、私とパートナーとの間でこんな出来事がありました。

パートナーは、食器洗浄機のお皿の置き方ひとつひとつにこだわりがあるほど、とても几帳面な性格です。逆に私は大ざっぱな性格なので、食器洗いのときのお皿の置き方で注意されることがあります。

もちろん一瞬ムカッとすることもありますが、すぐに、パートナーの行動には理由があるはずだと、「解釈」するマインドに切り替えることができます。「この人は、私にもっとスムーズにラクに家事ができるようになってほしいんだ」などと、パートナーの気持ちや状況に立って物事を解釈できるようになるので、ムカッとした気持ちもいつの間にか消えていきます。

セルフマッサージによってカラダの状態を確かめながら、自分の感情と行動の理由を理解し続けているから、ほかの誰かのことも理解しようという姿勢で向き合うことができるんですよね。

そのおかげで本当の意味で、自分を含めた多様性を大切にできるようになりました。

これはセルフマッサージを始めてからの最も大きな私の変化です。

なるべく理解しようと他者に向き合っていくと、周囲との関係もどんどん良好になります。**セルフマッサージで自分を愛でていると、周囲の人も私を愛でてくれるようになるんです。**

自分を愛でる毎日のセルフケア

〔毎日のマッサージ〕

今、私が毎日行っているセルフマッサージはデコルテだけ。タイミングは2回。朝と寝る前です。

朝は服を着替えるときに、夜はお風呂上がりにマッサージしています。お気に入りのクリームをぬって、手のひらをベタッとつけてフェイスラインの骨のキワ、そして鎖骨にそってマッサージします。

朝は「おはよう。今日も一日よろしくね」、夜は「今日もお疲れさま」と自分に声をかけながら行います。夜のマッサージは、ほかにも

・今日うれしかったことや幸せを感じたことは？
・今日悔しかったことや悲しかったことは？
・一日を過ごした自分にかけたい言葉は？

といった問いかけをするのもおすすめです。
時間は約5分。たったこれだけです。

マッサージをしながら、カラダとコミュニケーションします。
毎日カラダをさわっていると、硬いところ、冷たいところ、張っているところにすぐ気づけるようになります。いつもと違和感があるところをさわりながら、「今日はたくさん仕事をしたなあ」「ああ、がんばったんだなあ」と、自分を承認します。すると不思議とよく眠れるんです。

毎日のデコルテマッサージ

STEP 1

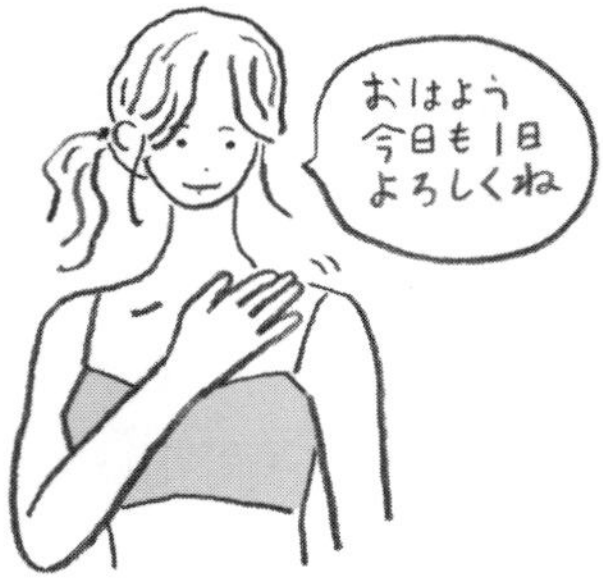

▼デコルテまわりにクリームをぬる

左右のデコルテから胸元のあたりにクリームをのばして、朝は「おはよう。今日も一日よろしくね」、夜は「今日もお疲れさま」と自分に語りかける。

STEP 2

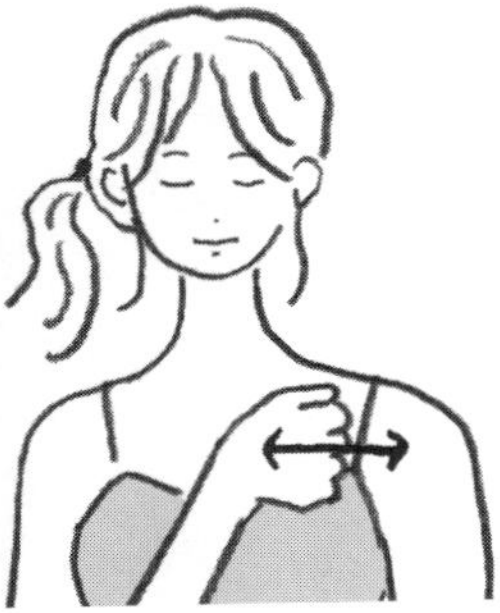

▼胸元をグーでほぐす

上半身は左側からマッサージする。右手をグーの形にして左右に動かし、左側の胸元をほぐす。

STEP 3

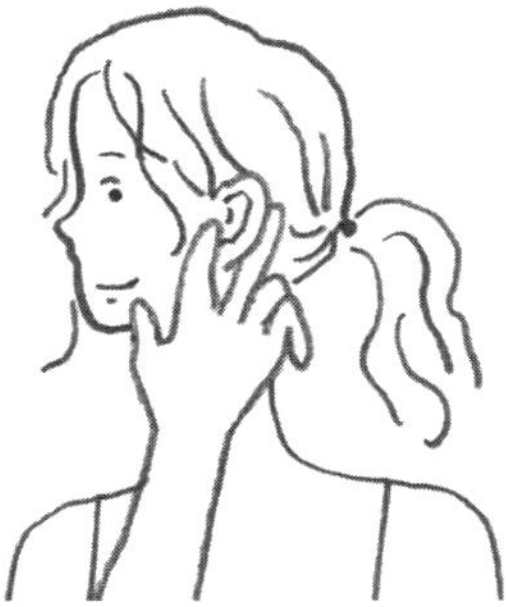

▼あごから耳にかけてほぐす

フェイスラインにクリームをつけて、左側のフェイスラインの骨のキワにそって右手をぴったり当てて耳まで移動させる。耳下まできたら、右手をピースの形にして耳をはさむように手をスライドさせる。

STEP 4

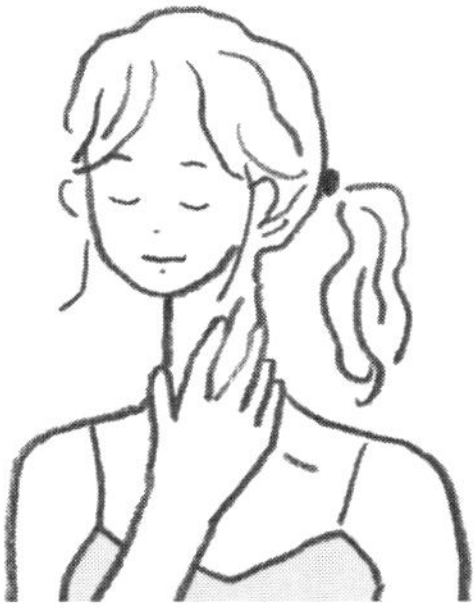

▼首筋から鎖骨へ老廃物を流す

耳から首の筋肉にそって手を下に移動させて、カラダの中心側にある左鎖骨の端まで老廃物を押し流す。

STEP 5

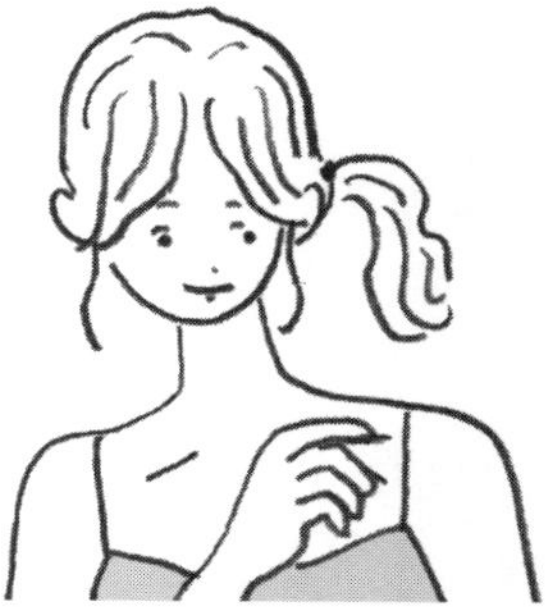

▼鎖骨まわりの老廃物を流す

鎖骨の上下を指で挟み、溝をお掃除するように、カラダの中心から肩に向かって老廃物を押し流す。STEP 3～5を3回行う。

STEP 6

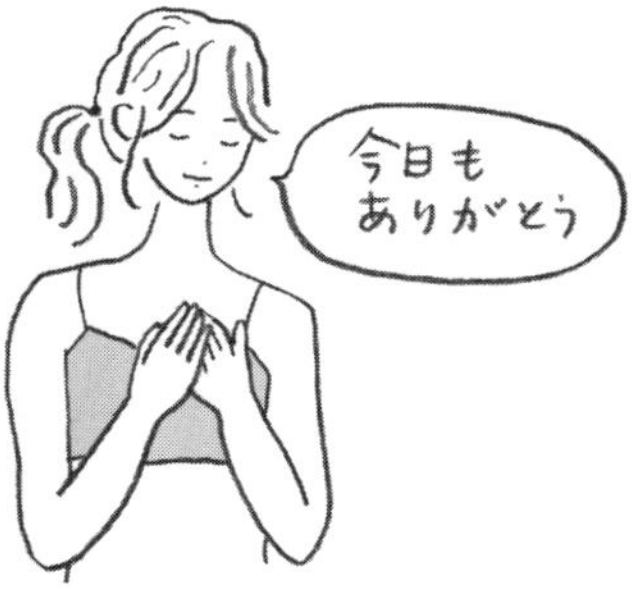

▼自分と対話する

右側もSTEP 1～5と同様にほぐす。夜のマッサージは、最後に胸に手を当てて「今日もありがとう」と自分に語りかける。

〔落ち込んだときのマッサージ〕

気持ちがズドーンと落ちているときは、まずお腹をマッサージします。マッサージの方法は、140ページを参考にしてください。

お腹は、悲しいときやイライラするときに硬くなるなど、日々の感情の変化がわかりやすい部分です。そこから自分がどう感じているかを探すように範囲を広げていきます。

さわりながら気持ちが落ち着いてきたら、さらに深く自分に問う言葉を用意しておきましょう。たとえば、次のような質問です。

- 今どんな気持ち？
- 私が今ネガティブな気持ちなのは、なぜ？
- 何が変わったら私はラクになる？
- 課題だと感じていることは何？

- 今までも同じ課題はあった？
- 今までの課題との共通点は何？
- 本当は、どうしたかった？
- 回復するために、今できることはある？

もちろん、すべてに答えをだすのではなく、そのときの状況に合わせて質問を選択してください。じんわりと、浮かび上がってくるあなただけの本音があるはずです。

私自身もよくやってきましたが、つらいことがあったとき、紙に書いて気持ちを整理する人もいるでしょう。でも、いざ紙に向かうとなかなか書くことが浮かばないときもあります。

そこで、紙に書く前にセルフマッサージをしてみましょう。カラダと心がゆるむせいか、するすると書けて、気持ちが整うスピードが上がります。ぜひ試してみてください。

習慣化させる4つのコツ

毎日マッサージしていると言いましたが、私自身育児中なので子どもを寝かしつけながら、寝落ちすることが週に3日はあります。セルフマッサージ提唱者の私でさえ毎日続けるのは至難の業。

また、「どうせ私には続けられない」と思って、そもそもチャレンジしない人もいるかもしれません。そんなときは、次に紹介する習慣化するための4つのコツを参考にしてください。

習慣化のコツ①　お気に入りのボディクリームを選ぶ

マッサージが心地よければ、自然に「またやりたい！」という気持ちになります。

そのためにおすすめしたいのは、お気に入りの香りとテクスチャーのボディクリームを選ぶこと。インスタグラマーがいいと言っていたなど、誰かの意見は極力取り払い、五感を働かせて自分が気に入ったものを使ってください。香りの好みは、本能に近い感覚なので、どのクリームにするか迷ったときは好きな香りで選ぶのがおすすめです。

習慣化のコツ② 誰かと一緒に行う

リリナージュでもSNSでライブ配信をしている講師がいます。SNSなどを利用して、ひとりではなく、誰かと一緒にマッサージするのも有効です。ご家族やパートナーとマッサージをする時間をつくるのもいいですね。

習慣化のコツ③ ハードルを下げる

毎日続けなくてもOK。「三日坊主」だと自分を責めなくていいんです。たとえ一週間に一度でも、1カ月に一度でも、もう一度トライすれば続けていることになります。「私続けられている！」と自分を承認してあげてください。それが、少しずつ自信になります。

ダイエットなど何かを続けようとするとき、**あきらめてしまうのは、自分に厳しくなってしまうからです。**そんな落とし穴にはまらないように、少しでもがんばろうとした自分や、一日でもトライした自分をぜひ褒めてあげてください。

習慣化のコツ④　変化を写真に残す

自分のカラダが変わっていることを自覚すると、自信につながります。とくにリリナージュの深層リンパマッサージは、1回で効果を実感しやすいメソッドです。そのため、変化が自信になって続く人がとても多いんです。

その変化を自覚するのに最適なのが、写真です。マッサージをやり終えた後に毎日写真を撮ってみてください。写真を通して客観的に自分のカラダを見ると、より変化に気づきやすくなります。

リリナージュの最初のお客様は3カ月で8キロ痩せましたが、彼女は普段一日坊主で、続ける自信があまりないようでした。ところが、1回で大きな変化を感じたので、その感動が続ける原動力になったと伝えてくれました。

カラダは一生あなたとともにいる、何よりも身近で大切な存在です。だから、しっかりケアしましょう。

セルフマッサージは自分を愛でるマッサージ。

どんな自分も受け入れ、自分という人間の本音に気づき、痛みを手放し、自分に感謝し、本来の力を取り戻せます。

より幸せに、輝いていくためのメソッドです。あなたが自分を愛でれば、そのマインドは家族や周囲にも影響を及ぼし、広がっていきます。

3章

カラダでわかる
私の現在地。
部位別セルフマッサージ

背中はあなたのすべてを知っている

背中を見ればその人がどんな性格なのか、どんな生活習慣なのかがわかります。そんなお話をすると「健康状態ならまだしも、性格までわかるって本当なの⁉」と皆さん不思議な顔をされますが、本当なんです。

リリナージュのカウンセリングのひとつに「後ろ姿診断」があります。ショーツ一枚になった後ろ姿の写真を撮ってもらい、背中の形状を見て、カラダの不調、食生活、習慣、心の問題、性格までを診断します。

「後ろ姿診断」は、心やカラダの状態を正確に理解することで、無駄なく、適切なセルフマッサージを行うためのもの。診断を受けた人からは、「まるでよく当たる占いのようだ」と驚かれることもあります。

3万人以上の背中を見てきた私のこれまでの経験から、背中は次から紹介する4つのタイプにわけられます。

①馬のたてがみ背中

自分にも他人にも厳しいがんばりやさん

このタイプの人は、まるで馬のたてがみのように、背骨の横にある筋肉が盛り上がっています。まじめで優しい人に多く見られ、考えすぎや気疲れで呼吸が浅くなっている状態です。

馬のたてがみ背中の原因は、背骨の横についている脊柱起立筋《せきちゅうきりつきん》が、気の使いすぎにより長時間緊張状態になり、こってしまうせいです。その結果、筋トレをしているのと同じ

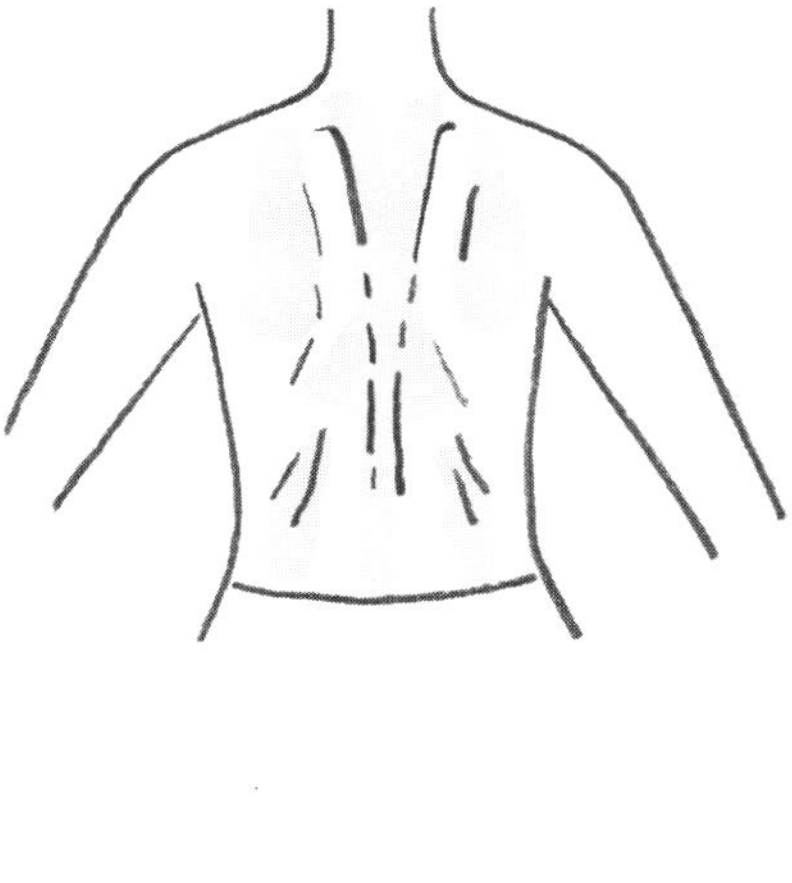

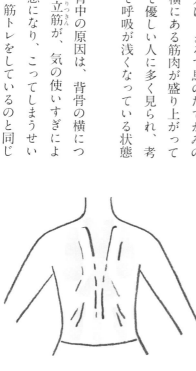

くらい、背中の筋肉に負荷がかかって、脊柱起立筋が鍛えられているのです。

対策としては、リラックスするためにお腹まわりのマッサージ（140ページ参照）で血流をよくして温めましょう。お腹からほぐすことで、気疲れした心とカラダが癒やされます。

②ドレープ背中

肉体的にも精神的にも背負っていることが多い

背中に脂肪でドレープ（段）ができています。このタイプの人は、カラダを使う仕事をしている人や、小さい子どもを抱っこする機会が多い人、食事が不規則、寝不足、責任感が強い人です。仕事、家事、育児など複数のタスクに追われている状況にあります。

ドレープの延長線上にある脊柱起立筋側の

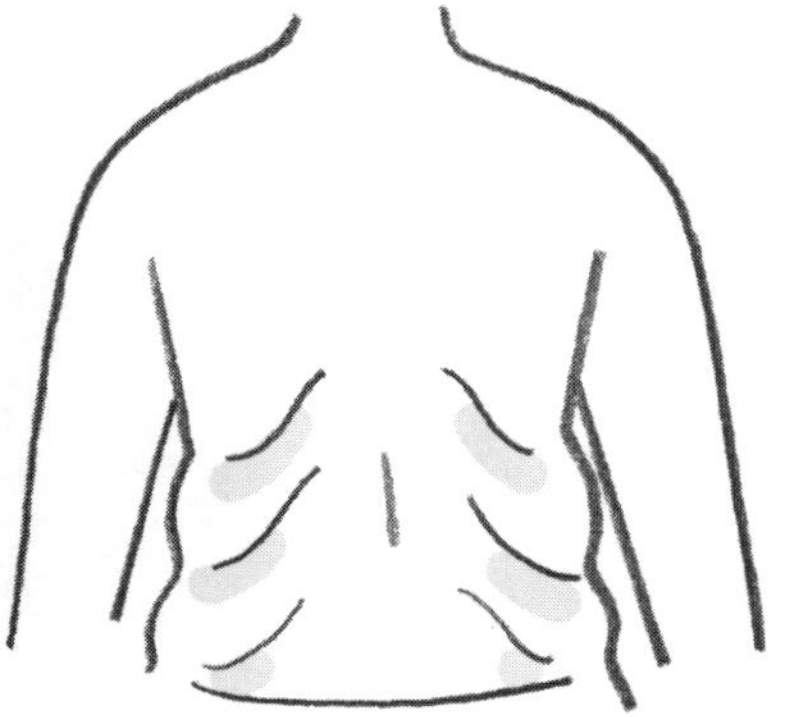

コリが、この背中になる原因です。

太ったからドレープができたと思って、食生活を変えようとしますが、根本的に解決するためにはドレープの線上にあるコリを改善する必要があります。まずは、腰や背中の筋肉をほぐすことが大切です。

③むくみ背中

メンタルが不安定で落ち込みやすい

肩甲骨や肩の骨、筋肉の筋が見えなくて、全体的にもちゃっとした背中をしている人は「むくみ背中」です。このタイプでは、カラダが冷えている人が多く見られます。

むくみ背中になる主な原因は、睡眠不足。そして、睡眠不足からメンタルが安定せずに落ち込みやすい状態になっています。

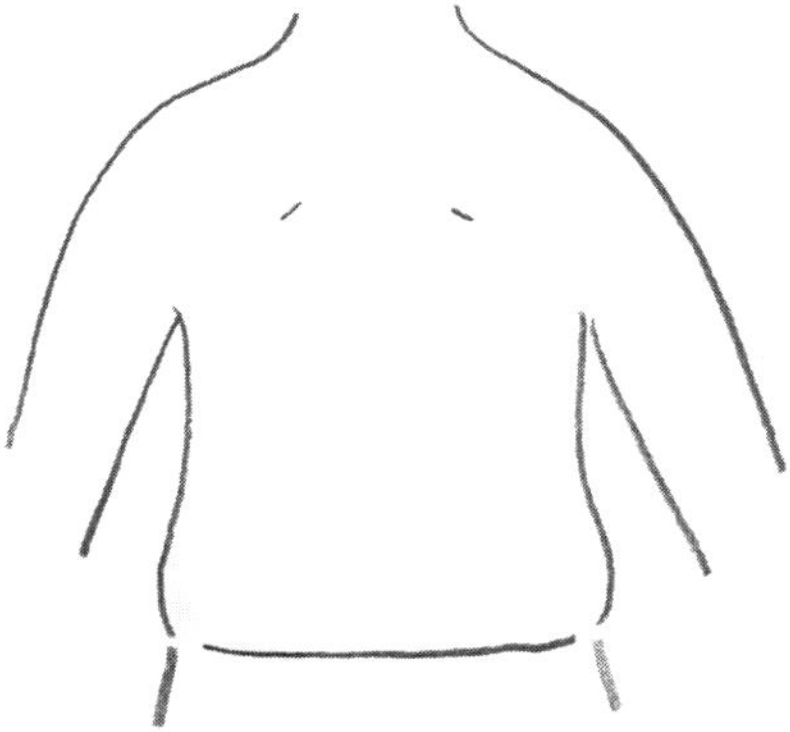

まずは、しっかり睡眠をとってください。寝つきが悪い人は、副交感神経が集まる首の後ろを温めてリラックスすることを心がけましょう。

④私ががんばらなくちゃ背中

責任感が強く他人に頼れない

背中全体に筋肉の筋が見えて、とても強そうな雰囲気の背中です。このタイプは、人に元気な印象を与えるので、他人に頼られがちなはず。また、自分を追い込むことが大好きで、筋トレや運動が趣味という人が多く、背中全体に筋肉の筋が見えます。ただ、精神的にキャパオーバーになると体調を崩し、カラダからの強制休憩のメッセージが入ることも。「がんばらなくちゃ背中」の原因は、人に頼

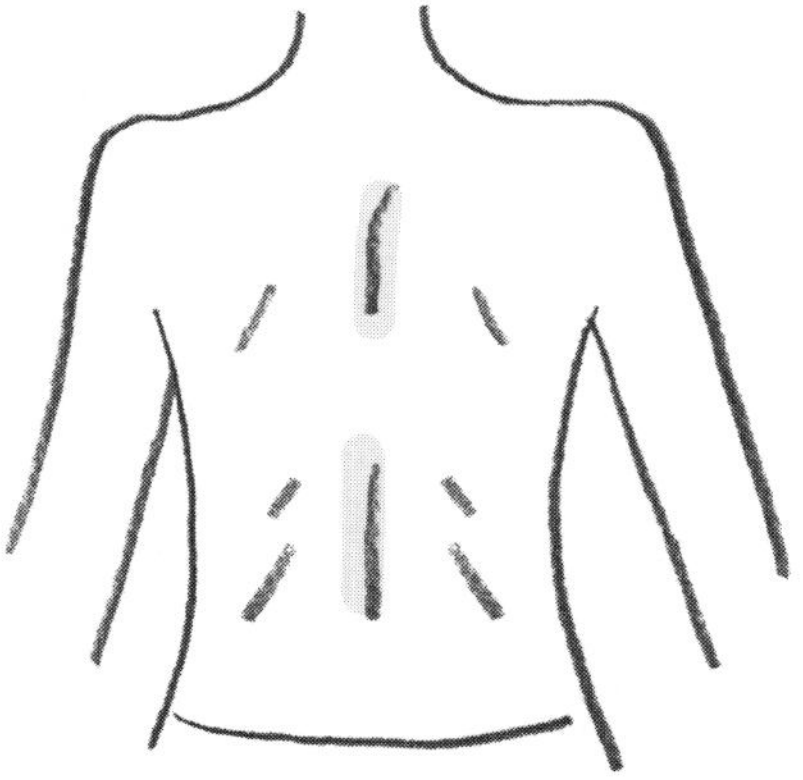

れない性格と、ある程度体力のあるパワフルさにあります。

定期的に深呼吸をして、日々のタスクを一人で抱え込まないようにしましょう。タスクを人に頼めること、自分がしたいこと、自分にしかできないことに仕分けると、自然と力が抜けて女性らしく色っぽいカラダになっていきます。

カラダはあなたの心のサイン

私にとって、背中は顔と同じくらい一人一人の個性を表現してくれるパーツ。これは、エステティシャンとして何千人、何万人の背中を見てさわってケアしてきた経験に加え、心とカラダの仕組みを解剖学の視点から勉強したからこそ身に付いたスキルです。決して、占いではありません。

背中は自分でチェックするのは難しいですが、安心してください。**「自分で自分のカラダをさわること」**で、**後ろ姿診断と同じように自分の状態を深く知ることができます。**

「後ろ姿診断」でお伝えしたかったのは、「カラダがすべて教えてくれる」ということ。

この章では、お腹や肩、二の腕、太ももといった「カラダの部位」ごとの不調や状態にどんな意味があり、どうケアしていけばよいのか、セルフマッサージによるカラダと心へのアプローチ方法をご紹介していきます。

もし、気になるカラダのパーツがあるときは、該当する項目をチェックしてみてください。

また、自分の心理状態によって、カラダの部位ごとにどんな変化がでるのかをひと通り知っていれば、深刻なメンタルダウンになる前にいち早くケアすることができます。

カラダはあなたの心のサイン。

カラダについて深く知ることで、なんとなく感じている心のモヤモヤの正体に気づけるはずです。

カラダは感情で日々変わっていく

カラダのパーツごとのケアについて説明する前に、皆さんに知っておいてほしいことは、カラダと心の関係についてです。

突然ですが、結婚式のときの花嫁さんを思い浮かべてみてください。**結婚式の準備や緊張であまり寝られていなかったとしても、肌がピカピカして、いかにもハッピーオーラがでていますよね。**その理由は、心が幸せだからです。

では心が幸せだと、なぜカラダが若々しくベストな状態になるのでしょうか？

その秘密はホルモンにあります。

ホルモンは、カラダのさまざまな器官を調整してくれる情報伝達物質（メッセンジャー）で、心やカラダに大きな影響を与えています。内臓の働きから血圧、新陳代謝、脂肪の分解、心のバランスを整える作用にまで関わっています。そのため、ホルモンのバランスが乱れると、心もカラダも本来の働きができなくなってしまいます。

このホルモンのスイッチになるのが、感情です。

幸せや喜びに満たされると、細胞の活性化や老化防止を促す成長ホルモンや「オキシトシン」といった幸せホルモンが分泌されます。するとと、花嫁さんのようなキラキラボディになります。

一方、モヤモヤがたまると「コルチゾール」などのストレスホルモンが分泌され、免疫機能や血圧、内臓の機能が低下したり、うつっぽい気持ちになったりします。その結果、肌が乾燥してハリやツヤがなくなり、老化が進んだヤサグレボディになってしまうのです。カラダをストレスから守るために分泌されるホルモンとはいえ、できればストレスホルモンは避けたいですよね。

さらに、このホルモンと常に連動して働いているのが、自律神経です。自律神経とは自分の意志とは無関係にカラダの機能を調整する神経のこと。緊張しているときに優位に働く交感神経と、リラックスしているときに優位になる副交感神経の2種類があります。この自律神経とホルモンの作用により、内臓の働きや血管の収縮、食欲までもが調整されています。

このように、心とカラダはホルモンと自律神経を通してつながっていて、感情によってカラダの状態が変わってくるのです。

ホルモンも自律神経も自分の意志で調整することは不可能ですが、自分の手で

心とカラダの関係

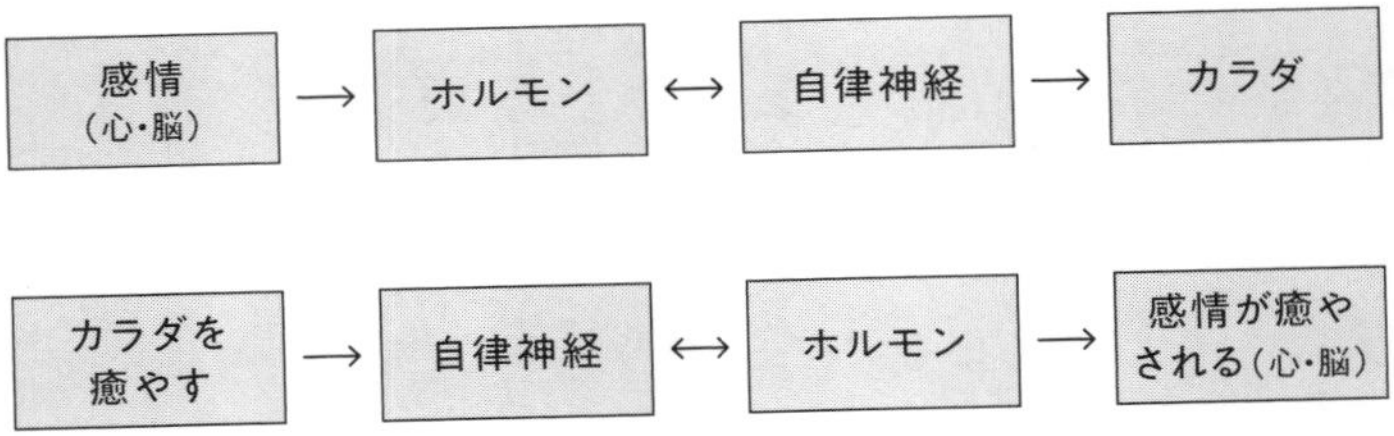

カラダにふれることで間接的にコントロールできます。

具体的には、自分で自分の肌にふれるだけで、ストレスホルモンである「コルチゾール」の分泌が低下し、楽しさや喜びを感じると分泌される「オキシトシン」が増えるという研究結果が報告されています。また、カラダをほぐしてリラックスすることで自律神経のバランスも整います。

つまり、自分の肌にふれるセルフマッサージは、ホルモンと自律神経に作用することで、心とカラダを調整する手段となってくれるのです。

最初の2週間は、お腹だけをさわる

ここまでさまざまな説明をしてきましたがセルフマッサージは、とにかく始めてみなければ、そのよさは体験できません。さっそく、自分のカラダにふれてみましょう。

まずは、お腹からさわってみるのがおすすめ。初めてセルフマッサージをする人もお腹をさわったあとは、「ぐっすり眠れた」「便通がよくなった」と、その効果を実感してくれます。

また、お腹はカラダだけではなくメンタル面での効果が最も期待できる部分です。

なぜ、お腹をさわるとメンタルが安定するのか。

その理由は、自律神経と関係があります。

自律神経は、先述したように緊張すると優位に働く交感神経とリラックスすると優位になる副交感神経の2種類があり、そのバランスを保つことで内臓の働きをコントロールしています。

お腹はすぐ内側に内臓があるため、自律神経が集中している場所です。緊張したり、心配なことがあったりすると、お腹が痛くなる人も多いですよね。**ストレスを感じたときは、自律神経のバランスが乱れて交感神経が優位になり、お腹にマイナスの影響がでやすくなります。**

お腹が痛いからといってリラックスしようと意識しても、ふと気づくとつい考えごとをしてしまい、さらにお腹が痛くなることもあるでしょう。意識して心を休ませることは、意外と難しいものです。

しかし、自律神経が集中しているお腹をマッサージでケアすれば緊張がほぐれて、リラックスすると優位になる副交感神経が働いて心がゆるみます。

マッサージで自律神経に間接的にアプローチすれば、リラックス状態をつくることができ、自然と心を休ませられるのです。もちろん、カラダも癒やされますよね。

つまり、緊張したり心配事があったりするメンタルの不安定さに一番向き合える部分が、お腹なのです。

お腹のさわり方に厳密なルールはありませんが、コツを2つ紹介します。

ふれるコツ①　手がふれているところに意識を集中させる

ふれるコツ②　皮膚の下にある内臓をイメージしてさわる

たったこれだけです。ほかは何も気にせずに自分の好きなように3分くらいふれてみてください。**さらに、お腹をさわっているときに自分自身へ言葉をかけてあげましょう。**どんな言葉でもいいですが、私がとくに**効果を感じるのは「いつも責めてごめんね」と「がんばってくれてありがとう」**です。

これらの言葉を自分に伝えながらマッサージしていると、私のセルフケア講座では、思わず感情がこみあげてきて涙する人もいます。それだけ、自分自身が一番自分のことをぞんざいに扱っている証拠です。カラダに優しく接すると、カラダも心もしっかり応えてくれます。

もし感情がこみあげてこなくても、「お腹が硬いかも」「昨日より温かくなっている」などと自分のカラダに関心を持ってさわり続けてください。

2週間は、お腹以外の部分はノータッチ。全身をくまなくマッサージしても、それほどいい効果は期待できません。なぜなら、カラダ中をケアしようとしても、継続が難しかったり飽きてしまったりするので、続けられないことで自分を責めてしまう人が多くいるからです。

まずは、お腹だけさわれば十分。

カラダはつながっているので、お腹がゆるむと腰や背中、足にも変化が起きてきます。お腹をマッサージしているだけなのに、次第に太ももに隙間ができた人も実際にいます。まずは、お腹のセルフマッサージで効果を実感しましょう。

カラダの状態からメンタルを知る部位別ケアリスト

ここからは、カラダのパーツ別の状態に着目して、カラダはもちろん、心の状態について説明しながらセルフマッサージのやり方と日々の生活で気をつけることを説明していきます。

これは、私がこれまで3万人以上のカラダと心をケアしてきた実績と生理解剖学、運動生理学の知見から導きだした独自の理論です。

カラダの不調を自覚している人は、セルフマッサージで症状を軽減させたり癒やしたりすることができます。そして、カラダにふれることで、メンタル面での根本的な問題に気づくこともあります。

カラダや心の不調がとくにない人も、肌にふれることでカラダが教えてくれる心のシグナルを見つけていきましょう。

お腹

お腹が硬い▼ストレスで爆発寸前

「職場では、意見があっても間違っているかもしれないから、つい黙ってしまう」「ケンカを避けるため、言いたいことがあっても、本音は心の中にとどめている」

言いたいことを言わずに我慢していたり、理不尽なことを言われても言い返せずにいたり、ストレスをため込んでいるとお腹は硬くなります。

言いたかったひと言を飲み込むように、やけ食いしてしまったことはありませんか？　ストレスによるやけ食いが続くと、悲しいことに、お腹は感情をため込んだ風船のようにパーンッと前にふくれていきます。

日々お腹の硬さをさわってチェックしてみましょう。**いつもより「硬い」と感じたときは、自分の中に抑え込んでいる気持ちがあるはずです。**思い当たることがないか振り返ってみてください。

「そうだ！　私、本当はこんなことを言いたかったんだ……」

そんな気持ちが湧き上がってきたら、決して否定せずに認めてあげましょう。そして、「言いたいことを言えていない自分」そのものを受け止めてください。

後述するマッサージをしながら自分を受け入れることで、あなたはホッとします。何度か繰り返すうちに、いろいろな感情があふれてくるかもしれません。自分の感情が満足するまで、さわってあげてくださいね。マッサージが難しかったら、まずはふれるだけでも大丈夫ですよ。

お腹が冷たい▼がんばりすぎ

「今日はもう無理！」

がんばってがんばりすぎて、家事をする気が失せるほど消耗してしまった。仕事が楽しくて時間を忘れて没頭してしまった。そんな覚えがある人は、おなかが冷えていませんか？　ちょっとさわってみてください。
もし、手のひらやデコルテなどのパーツに比べてお腹がひんやりしていたら注意信号です。

元気なつもりでも、心もカラダもじつは疲れています。
「やらなきゃ！」とがんばっている間は緊張状態が続き、自律神経の交感神経が優位になりがちです。交感神経は内臓の働きを抑制して血管を収縮させる働きがあり、その結果お腹が冷たくなってしまいます。

お腹の冷えは、カラダを休ませるバロメーター。まずはお腹をさわってみて、疲れを実感することがスタートラインです。

そして、お腹のセルフマッサージを行いながら、「私がんばっているね」「お疲れさま」「いつもありがとう」と声をかけていたわってください。

お腹の冷えの原因は、心の状態だけではなく食生活も関わっています。冷たいものを控えて、温かい飲み物や食べ物を積極的にとっていきましょう。

「これはよくない」「食べないほうがいい」などと、過剰な制限は必要ありません。ただ、小麦粉でできたパンやパスタ、カフェインの入っている飲み物は、カラダを冷やすので控えめにするとグッと変化しやすくなりますよ。

お腹のセルフマッサージ

STEP 1

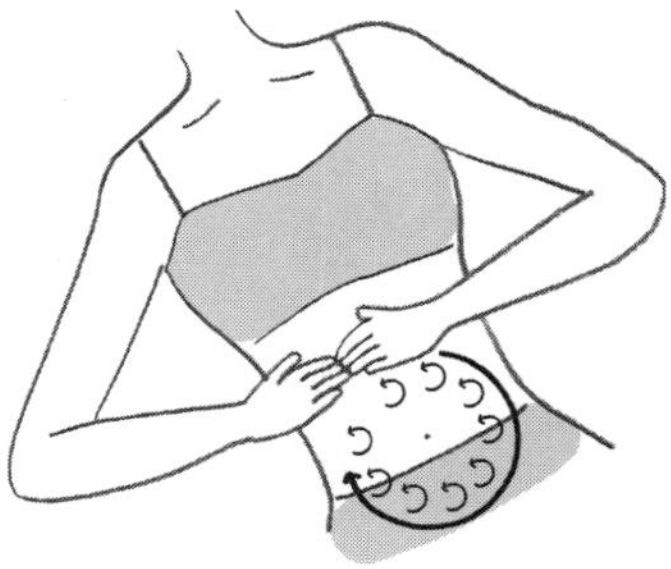

▼お腹全体をほぐす

手のひら全体を隙間なくぴったりとお腹の皮膚に当て、クリームをぬる。小さい円をくるくると描くようにしてお腹をほぐす。小さい円の位置をずらしながら、おへそ周辺を時計回りに1周マッサージ。お腹が5ミリへこむくらいの圧力で行う。

STEP 2

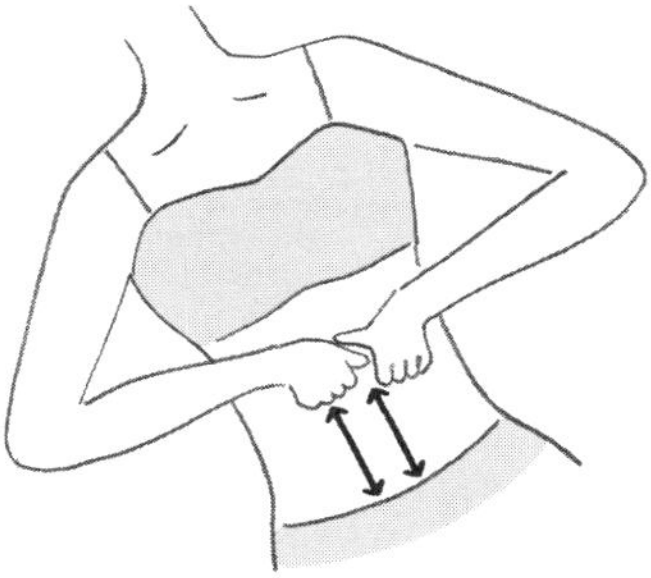

▼胃から恥骨までほぐす

グーにした手を胃から恥骨まで上下に動かしてほぐす。最後に胃のところに手のひらを置く。

STEP 3

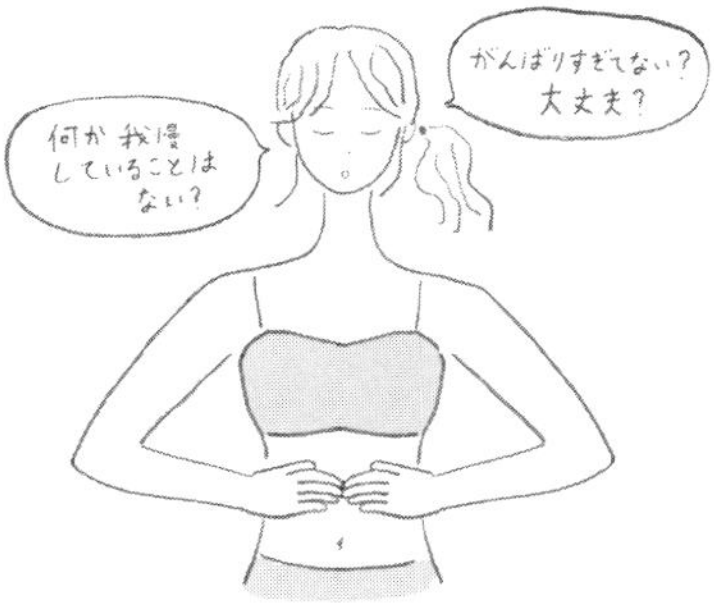

▼自分と対話する

お腹が硬い人は「何か我慢していること、表現できていない感情はあるかな？」、冷たい人は「がんばりすぎてることはない？　大丈夫？」と、自分に問いかけながら行い、抑えていた感情がでてきたら受け止める。

STEP 4

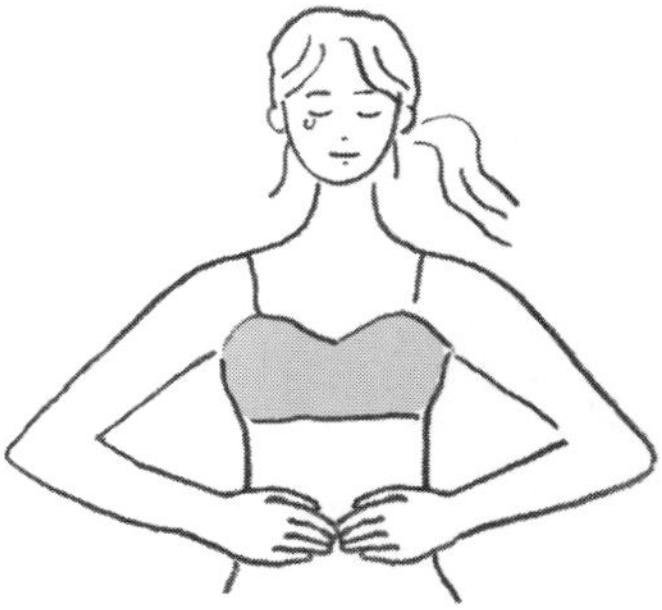

▼5分間ほぐす

STEP1〜3を繰り返し、5分程度行う。温かくなって心地よくなったり、感情があふれでてきたり、自分がもっと続けたいと思ったら、満足するまで行う。

STEP 5

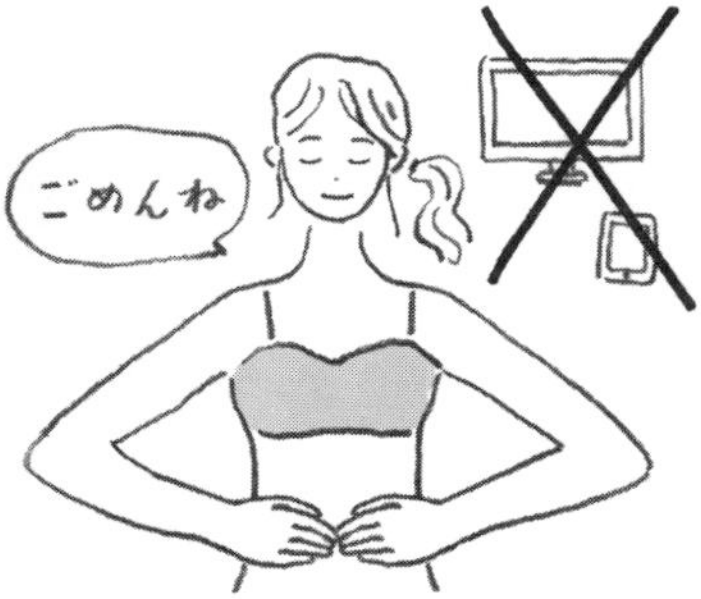

▼自分のカラダに集中する

マッサージ中は、テレビや動画などを見ずに、なるべく集中する。STEP3の問いかけが落ち着いてきたら、「ごめんね」や「ありがとう」と自分に声をかけながらマッサージする。

首・肩

首の後ろのお肉がつまめる▼考えすぎて睡眠不足

首の後ろをさわったとき、もったりとした感触でお肉が指でつまめる状態になっていませんか？

これは基本的に、いろいろなことを考えすぎて睡眠不足になり、首がこっている人にでる症状です。または、心にひっかかるストレスがあって、眠れていないのかもしれません。

良質な睡眠を得るためには、副交感神経の働きが優位になることが必要です。しかし、**きちんと眠れていないと、首の後ろに集中している副交感神経のあたりがむくんでくるので、指でつまめるようになってしまいます。**

また睡眠不足は、ストレスホルモンであるコルチゾールの分泌を増加させます。過剰なコルチゾールの分泌は、首の後ろが盛り上がる原因になることが論文で報告されています。

できるセルフケアは、何はともあれ、眠ること！

なかなか寝つけない人は、首まわりを温めてみてください。市販されている電子レンジなどで温められる小豆枕や、ホットタオルを使うのがおすすめです。血行が促進されて、寝つきがよくなります。

肩や首がこっている▼成果や正しさを求めすぎて気が張っている

肩コリを自覚している人は多いですよね。

成果をだしたくてあせっている人、正しいことをするべきだと思い込んでいる人、責任のある立場になった人など、常に気が張っている心理状態が原因になって肩や首に力が入ってしまいガッチガチになっています。

また、パソコンを使った仕事が多い人や目を酷使している人は、肩や首に負担がかかりやすいので血行が滞っているはずです。

なんだかこっているなあ、ちょっと首や肩が重たいなあと感じたら、「最近、責任を感じることが増えているかも？」「緊張感がずっと続いている？」と、自分が立ち止まれるひと言をかけて振り返ってみましょう。

さらに、**胸鎖乳突筋《きょうさにゅうとつきん》、斜角筋《しゃかくきん》、僧帽筋《そうぼうきん》などの首や肩まわりの筋肉は、息を吸うときにも使うので、ここの筋肉がこり固まっていると、可動域が狭くなり十分に空気を吸うことができなくなります。**その状態が続くと呼吸が浅くなり、酸素を十分に取り込めていない可能性もあります。酸素不足は血行の悪化につながり、さらなる不調の原因になりかねません。

肩や首がこっているとき、まずは、意識的に深呼吸を取り入れてみてください。カラダはもちろん、心もふっとゆるみますよ。

首と肩のセルフマッサージ

STEP 1

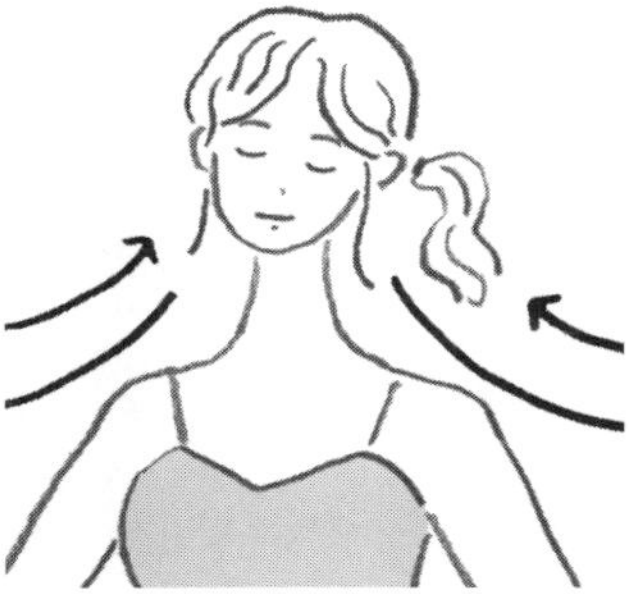

▼**深呼吸する**

まずは、背すじを伸ばして胸をひらき、ゆっくり深呼吸をする。

STEP 2

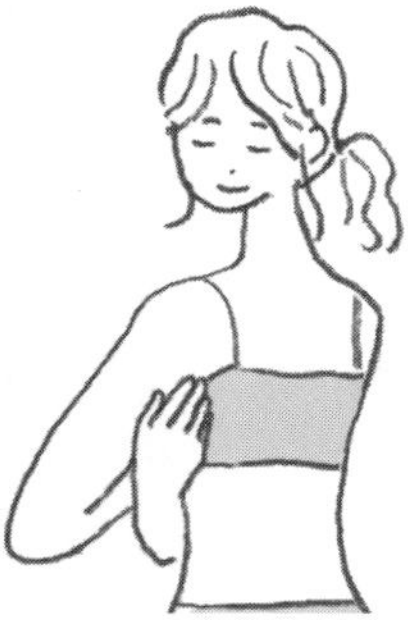

▼**脇をもむ**

上半身のマッサージは左側から行うので、左の首、肩、二の腕にクリームをぬる。左腕を少し上げ、左脇のくぼみの真ん中部分に右親指を入れてもむ（痛みがある人は、優しくなでる）。

STEP 3

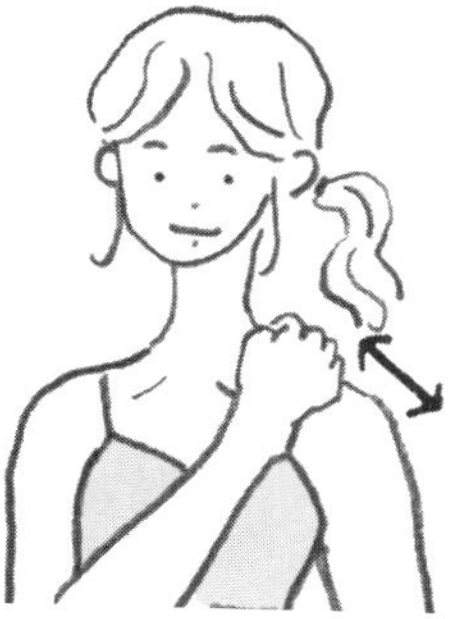

▼肩と首をほぐす

左肩と左側の首まわりをグーの形にした右手でほぐす。最後に、肩と首まわりの老廃物を鎖骨の内側に向かって集めるように手を動かす。STEP2～3を3回行う。

STEP 4

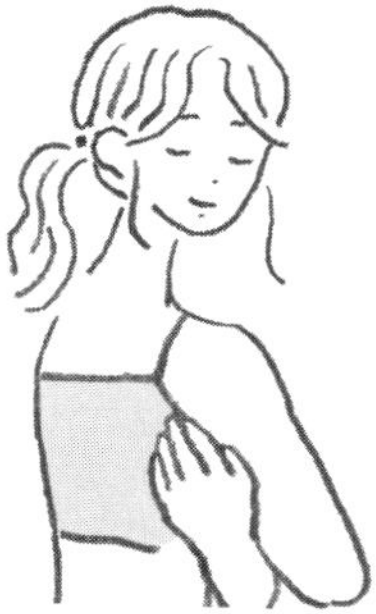

▼反対側の脇・首・肩をほぐす

STEP2～3と同様に右脇、右肩と右側の首まわりをほぐし、右側の鎖骨の内側に向かって老廃物を流す。右側も3回行う。

STEP 5

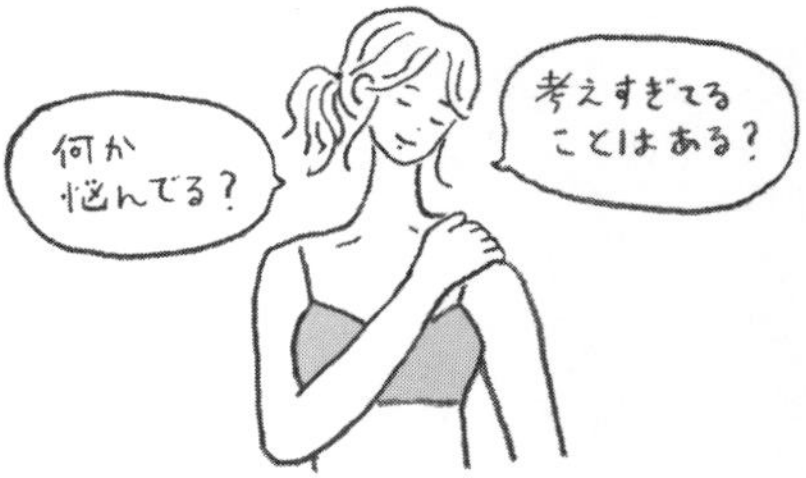

▼**自分と対話する**

「考えすぎていることはある?」「何か悩んでいる?」と自分に問いかけながらマッサージする。

胸元

胸元が硬い▼自分の気持ちを押し殺している

モヤモヤしているときって、つい胸のあたりをさすったりしませんか?

自分の気持ちを言えずにモヤモヤしている人は、胸元が硬くなる傾向があります。

言いたいことが言えない状態が続くと、モヤモヤがどんどんカラダの下へ下へと沈殿していき、今度は腸に不調が現れます。**腸にたまった感情は根強く残ってしまうの**

で、胸元がモヤモヤして硬い状態のうちに、気づいてあげたいものです。

胸元が硬いときは、胸の谷間をほぐしてあげましょう。硬くなっている人ほど、ほぐすと痛く感じます。

胸元には気管のツボがあるので、ほぐしているうちに息がしやすくなります。呼吸がラクになり、コリがほぐれてデコルテが外側に開くのに連動して、なんだか気持ちまで前向きになるはずです。

胸の中のモヤモヤはその日のうちに解決し、手放しましょう。胸元をさわって筋肉が硬いようなら、「何かモヤモヤしていることはある?」と自分自身に問いかけるのをお忘れなく。

ここ最近、自分が感じていることを、無視してしまう人が本当に増えています。ポジティブでいなければと考えて、ネガティブな気持ちを押し込めてしまう人もいます。しかし、前述したように感情は押し込めたり、無視したりするほどたまっていき、カラダの奥底に沈殿して、それが自分を悩ませるようになります。

どんな感情も無視せず、認めてあげることが、自分を愛でることにつながります。

そのためには、マッサージ中に自分に問いかけることが大切です。

問いかけても何もわからない、感じない場合でも「今はわからない」ことがわかったという認識でOK。自分に目を向け、自分の現在地を把握することが、自分への愛になり、生きやすさにつながります。

胸元のセルフマッサージ

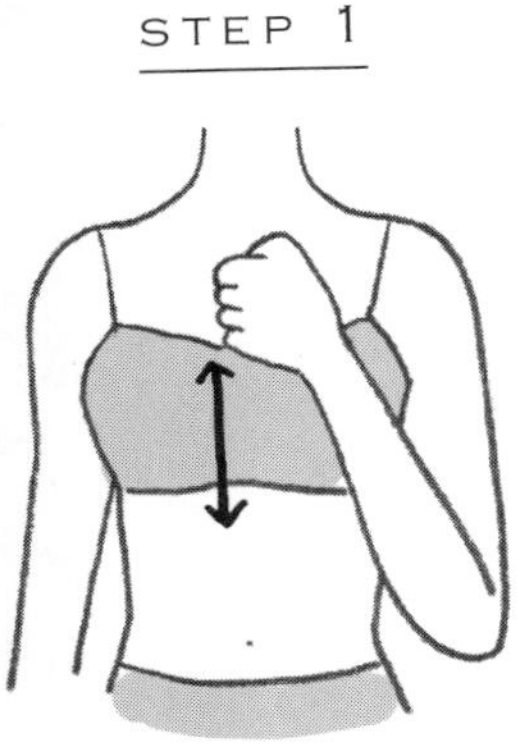

▼胸の谷間をほぐす

胸の谷間にクリームをぬる。片手をグーの形にして上下に動かし、両胸の間をほぐす。

STEP 2

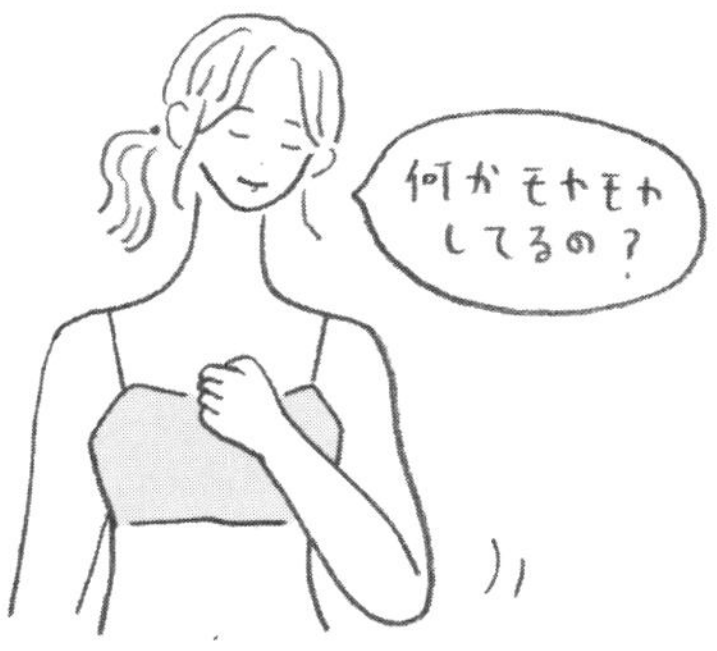

▼自分と対話する

「何かモヤモヤしていることはある？」と問いかけながら1分ぐらい行う。

二の腕

二の腕の外側がガッチリしている

▼他人に認めてもらいたくて、自分を追い立てている

二の腕の外側が硬くなっていて盛り上がっている人は、**今の自分を不十分に感じて、もっとしっかりしないと他者に認めてもらえないという思いに突き動かされている状態**です。

「認めてもらいたい」と常に肩に力が入っていると、ガッチリとした二の腕に育ってしまいます。もちろん、努力することは大切です。しかし、「自分はまだまだ足りていない」という理由で努力していると、他者の力を借りることはよくないことと思い込んでしまい、結果一人で抱え込むことが増えます。すると、より肩に力が入り、まるで鎧を身に着けた戦士のように二の腕はたくましくなっていきます。

トラウマがある人も二の腕にその兆候が現れます。精神医学の場面でも、二の腕をさわって診察することがあります。私自身、これまで施術してきた人の傾向から、二の腕ががっちりしすぎていると、過去につらい経験をされてきた人が多いと実感しています。

二の腕ががっちりしてきた……と思ったら、一人で抱え込みすぎていないか、ちょっとだけ立ち止まって自分に問いかけましょう。同時に、「誰かに頼れることはないかな?」と、がんばりすぎてしまう前に振り返ってみてください。

二の腕は他のパーツに比べて、仕事中や移動中など日常的にさわりやすい部分です。しかもサイズダウンしやすく、見た目の印象が変わりやすい。肩コリも改善できてカラダがラクになり、モチベーションを維持しやすい部位なので、ぜひセルフマッサージにトライしてみてください。

二の腕の内側がもったりしている人

▼仕事に没頭しすぎて、疲労がたまっている

二の腕の内側がもったりしてむくんでいる原因は、メンタル面の不調よりも、脇のリンパ節が滞っている場合が多く見られます。

プログラマーやシステムエンジニアなどパソコンを使う職業の人や、赤ちゃんを抱っこすることが多い人、手を使う作業やスマートフォンを使う時間が長い人に多い症状です。

二の腕の内側のもたつきが気になる人は、最近パソコンの作業やスマートフォンの操作時間が、長くなっていないか振り返ってみましょう。自分が思っている以上に、

仕事や作業などに根を詰めすぎているかもしれません。

二の腕は、脇も一緒にもむと変化がでやすい部分です。時間がない場合は、次に紹介するマッサージのSTEP3だけでも行ってみてください。

二の腕のセルフマッサージ

STEP 1

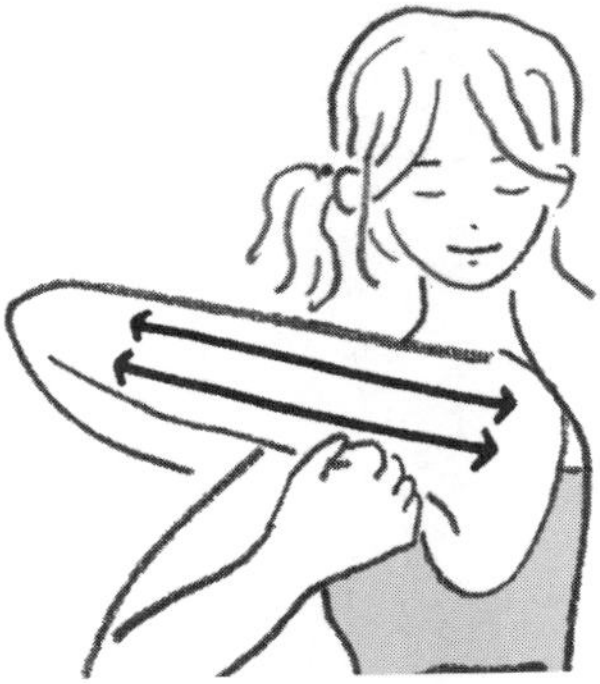

▼二の腕全体をほぐす

上半身は左側からマッサージするので、左の二の腕全体にクリームをぬる。右手をグーの形にして左右に動かし、左の二の腕全体をほぐす。

STEP 2

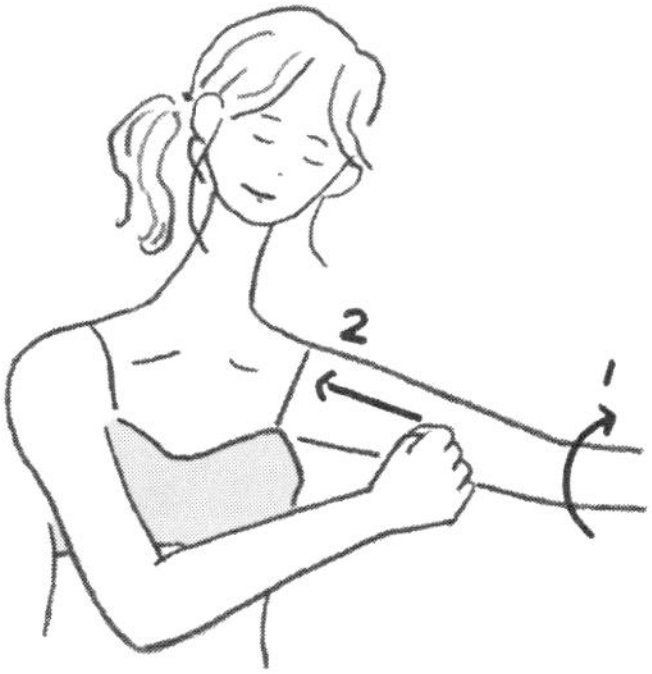

▼ひじ上から脇をほぐす

下に向けた左手のひらを回転させながら（1）、左腕の筋肉の下側にそって、グーの形の右手をひじ上から脇へ向かって移動させる（2）。これを3回行う。

STEP 3

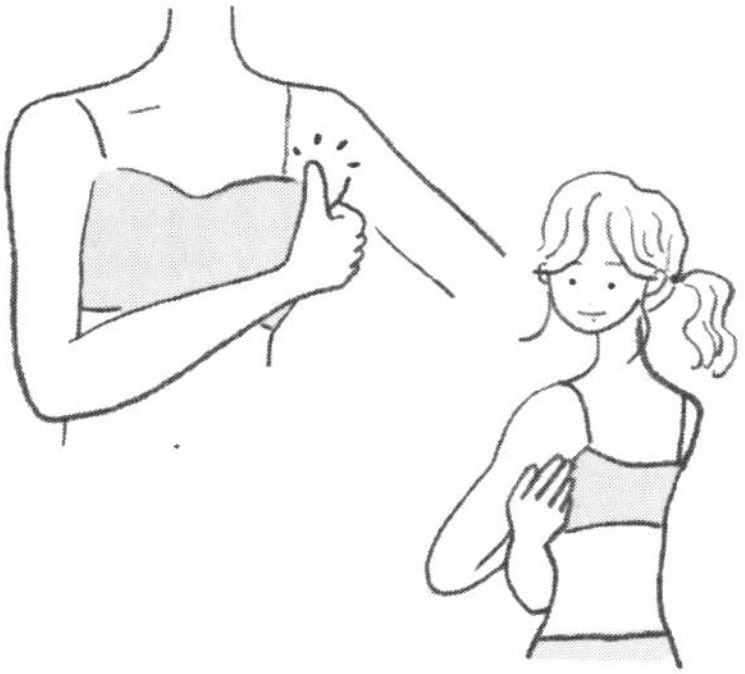

▼脇をもむ

二の腕の老廃物を脇に向かって集めるように、手のひらでさする。さらに左腕を上げ、左脇のくぼみの真ん中部分に右手の親指以外の4本の指を入れ、脇をもむ。次に右親指を脇に入れてもむ（痛みがある人は、優しくなでる）。

STEP 4

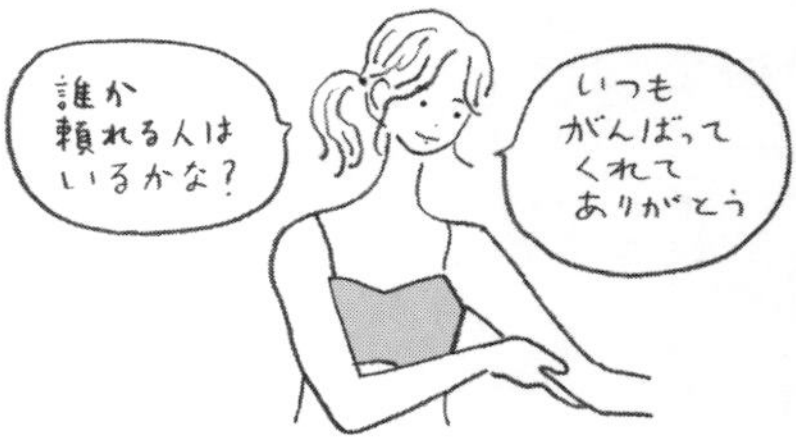
いつも
がんばって
くれて
ありがとう
誰か
頼れる人は
いるかな？

▼自分と対話する

「いつもがんばってくれてありがとう」「誰か頼れる人はいるかな？」と自分に聞きながらマッサージする。反対側の二の腕もＳＴＥＰ１～４と同様に行う。

お尻

お尻が大きい人▼なかなか行動できない

お尻が大きくなってしまう人は、活動することが億劫で後ろ向きな気持ちになっている可能性があります。少しだけ歩く時間を増やしてみるなど、意識的に運動を取り入れてみると、前向きな気持ちになりますよ。

ほかにも車での移動が多い人や、座りっぱなしの仕事をしている人は要注意。運動不足によって、余計な脂肪がついたり、むくんだりすることもお尻が大きくなる原因のひとつです。ライフスタイルは、ボディラインに確実に現れます。

そして、お尻は食生活からの影響が大きいパーツです。糖質の中でもとくに小麦粉系、そして生クリーム系のものを食べることが多いとお尻が途端にサイズアップ！　また、小麦と乳製品は腸を冷やす食品です。冷えると血のめぐりが悪くなるため、お腹と太もも、そして、お尻あたりにお肉がつきやすくなります。

お尻は自分でマッサージするのがなかなか難しい部分ですが、腰とお尻の境目、骨盤の上あたりをマッサージすることでケアができます。**活動量が減っていないか、食生活が偏っていないか、自分に問いかけながらマッサージしてみてください。**

お尻のセルフマッサージ

STEP 1

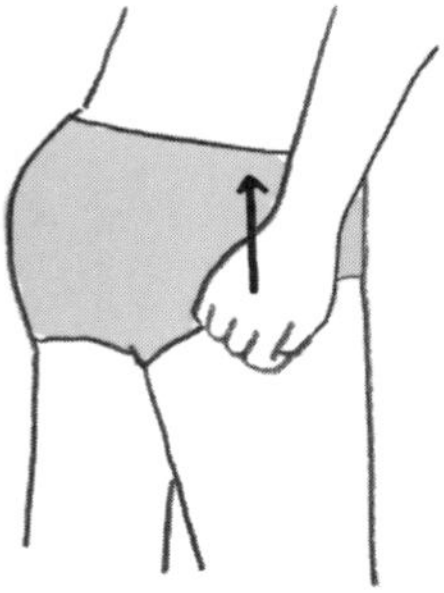

▼片側のお尻をほぐす

下半身のマッサージは左右どちら側から行ってもOK。お尻の片側にクリームをぬる。グーの形にした片手を、クリームをぬったお尻の下から上へ移動させて、全体的にほぐす。

STEP 2

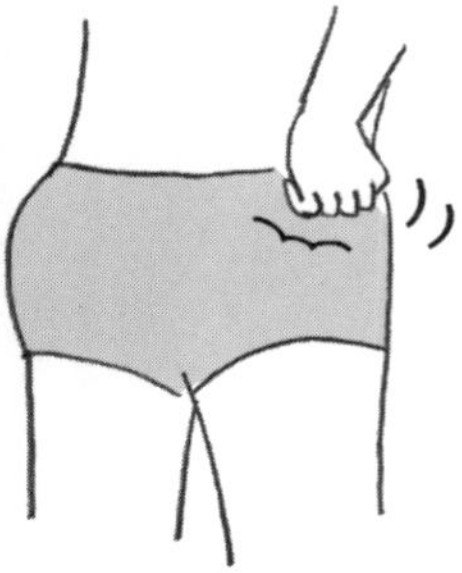

▼腰とお尻の境をたたく

片側の腰とお尻の境目になっているところを、グーにした手でトントンとたたく。

STEP 3

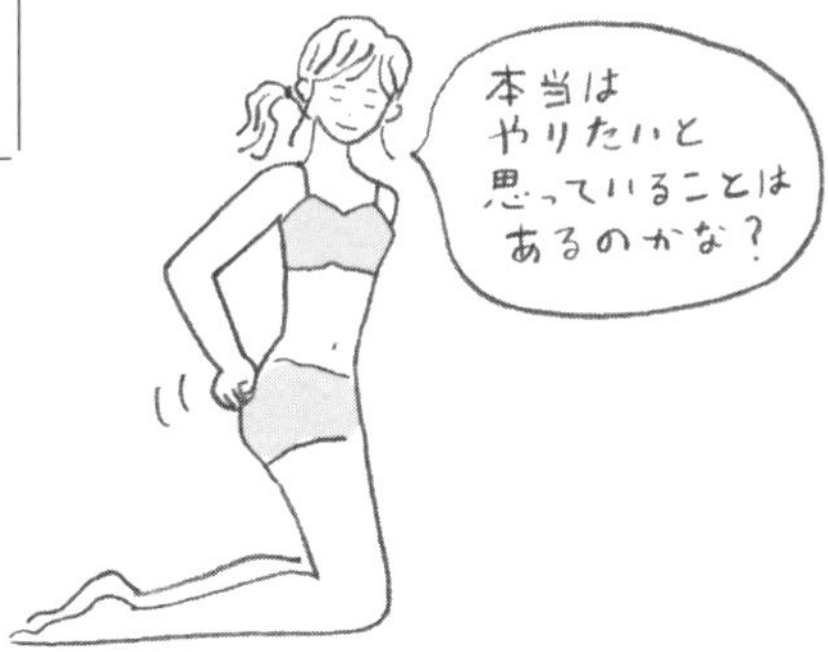
本当は
やりたいと
思っていることは
あるのかな？

▼自分と対話する

お尻をほぐしながら「本当はやりたいと思っていることはあるのかな？」と問いかける。反対側のお尻もSTEP1～3と同様にマッサージする。左右それぞれ3回ずつ行う。

太もも

太ももの外側が張っている▼もっと仕事をがんばりたい！新しい出会いを求めている

今まで多くの人をケアしてきた経験から、**自分の気持ちがどこに向かっているかは、脂肪と筋肉のつく場所に現れる傾向があります。**

太ももの外側が張って硬い人は、外へと向かうエネルギーが詰まっています。仕事や自己実現など、外の世界に向かって「さあ！　がんばるぞ！」と活発に動いている状況ではないでしょうか。
また、新しい出会いを求めている人も同じく太ももの外側が張っています。やる気が満ちているときは、フットワークが軽くなってよく動くので、身体的な疲れがでやすい時期でもあります。

ちなみに、腰が痛い人も「外に向かってがんばりたい」という状態です。足と腰は密接につながっているので、足の疲れが腰にも現れます。腰は自分の手でマッサージするのが難しいですが、太もものマッサージをすることで間接的にケアできます。

太ももの外側が張っていたり腰が痛かったりする人は、「今、がんばりたいことがあるかな？」「カラダは休めているかな？」と自分に問いかけてみましょう。自分の状態に気づくことは、自分をいたわってあげることの第一歩です。がんばりすぎて知らない間に消耗する前に、必要な対策をとることができます。

　またお尻と同様に、太ももの脂肪とむくみやセルライトの原因として見逃せないのは、なんといっても食生活。太ももが気になるなら、コンビニスイーツにケーキ、そして、ハムチーズトーストの食べすぎに注意しましょう。

　これらの食品は、小麦、砂糖といった糖質と乳製品の脂質でできています。糖質と乳製品が組み合わさったメニューは、太ももやお尻にお肉がつきやすくなるんです。**「ハムチーズトーストなんて、そんなに太るイメージがない……」と思うかもしれませんが、じつは私が最も敬遠しているメニュー。**糖質の小麦×脂質の乳製品でできているうえに、チーズとハムの塩分も合わさって、むくみやすくなります。

　太もものサイズ感や硬さが気になったら、一度食生活も見直してみましょう。

太ももの外側のセルフマッサージ

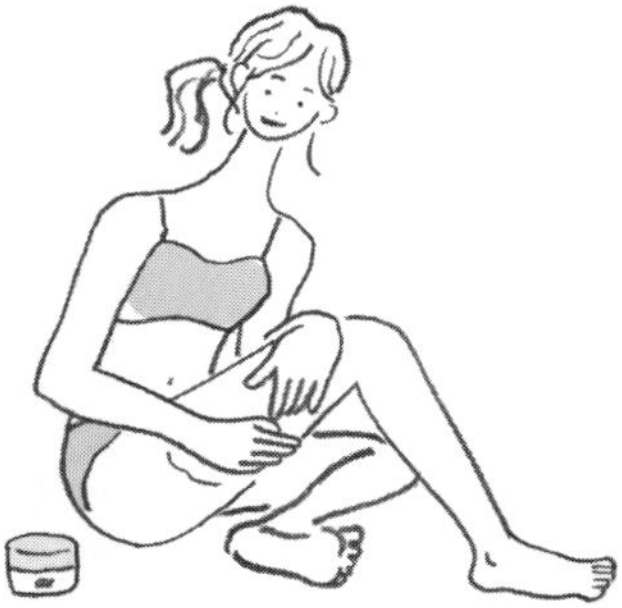

▼太もも全体にクリームをぬる

下半身のマッサージは、左右どちら側から行ってもOK。ボディクリームを両手にとって、手のひらで片方の太もも全体をさするようにぬる。

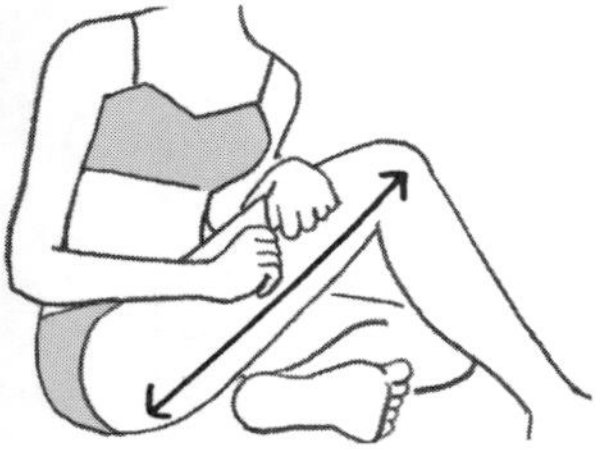

▼太もも全体をローリング

両手をグーにして、太もも全体を何度も上下にローリングさせながらほぐす。とくに太ももの外側を多めにほぐす。最後に太ももの老廃物を集めるように、ひざから脚のつけ根に向かって手のひらでさする。

STEP 3

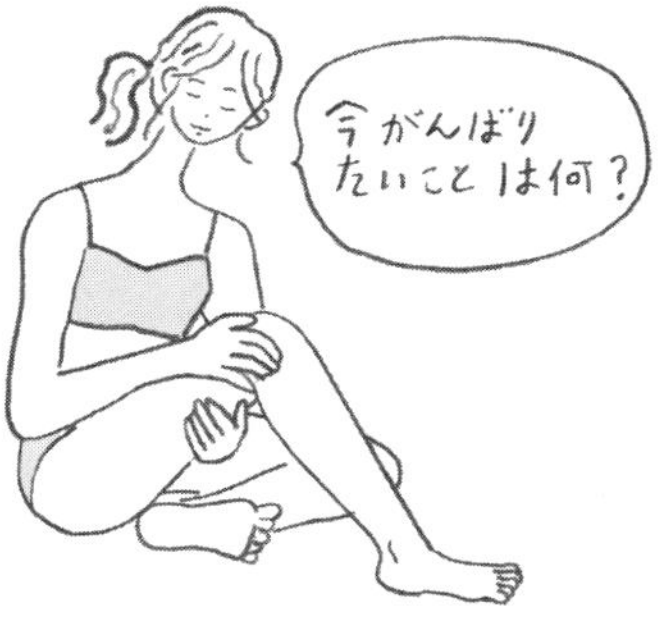

▼自分と対話する

太ももの硬さを感じながら「今、がんばりたいことは何？」「カラダは休めてる？」と問いかけながらマッサージをする。反対側の太ももも STEP 1〜3と同様にほぐす。左右それぞれ3回ずつ行う。

太ももの内側に脂肪とむくみがある▼自分を責めている

「さっきのひと言で、あの人を傷つけていないかな……」

「結果をだせないのは、私の努力が足りないんだ……」

「ああ、だらだらしてたら、休日が終わっちゃった」

こんなふうに、気づくと自己嫌悪に陥っていることはありませんか？

自分を責めていると、攻撃するエネルギーがカラダの内側へ向きます。その結果、太ももの内側にポチャッとした脂肪やむくみが出現して、太ももの隙間がなくなってしまうのです。

冒頭からお伝えしていますが、自分を責めて得られることはひとつもありません。自分で自分を責めていたとしても、他者に責められたときと同じように、あなたは攻撃されて追い詰められています。そんな日々が続くと、心から安心できないので、慢性的な生きにくさに悩まされます。

人から些細なことを指摘されただけでも責められている感覚になり、素直に「ごめんね」と謝ることができません。結果、人間関係がうまくいかず、悩みが増えてしまうんですよね。

自分責めばかりしてしまう人は、考え方のクセに気づくことが最初のステップです。「また自分を責めていた！」と気づいたらすぐにやめることを繰り返していると、徐々に心は軽くなっていくはず。

太ももの内側をさわり、外側よりも明らかに多くの脂肪がついていたり、すごく冷たくなっていたら、自分責めに気づくチャンス。ぜひ自分をいたわるきっかけにしてくださいね。

太ももの内側のセルフマッサージ

STEP 1

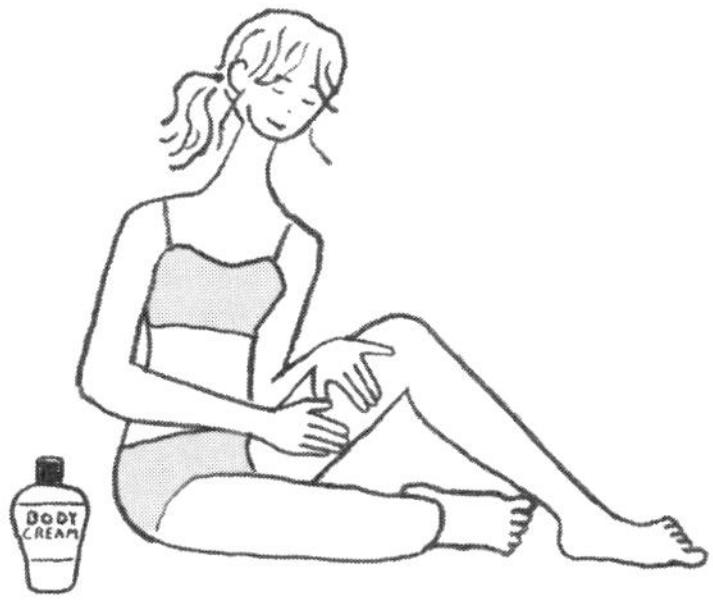

▼太もも全体にクリームをぬる

下半身のマッサージは左右どちら側から行ってもOK。ボディクリームを両手にとって、手のひらで片方の太もも全体をさするようにぬる。

STEP 2

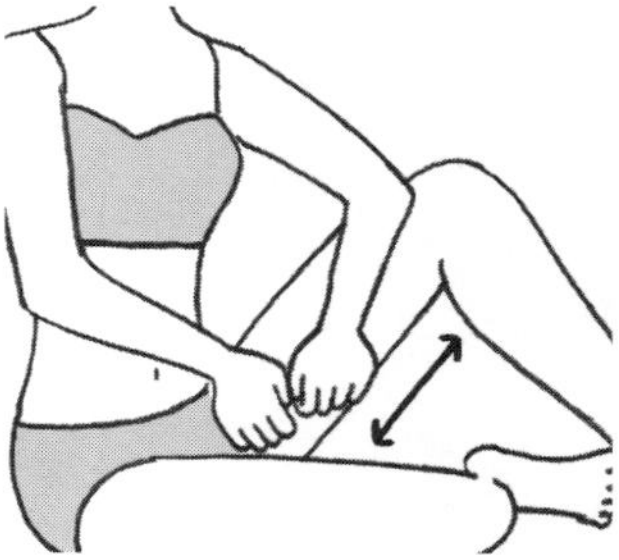

▼太もも全体をほぐす

両手をグーにして、太もも全体を何度も上下にローリングさせながらほぐす。とくに太ももの内側を多めにほぐす。あざになりやすいので、強く長時間やりすぎないように注意。

STEP 3

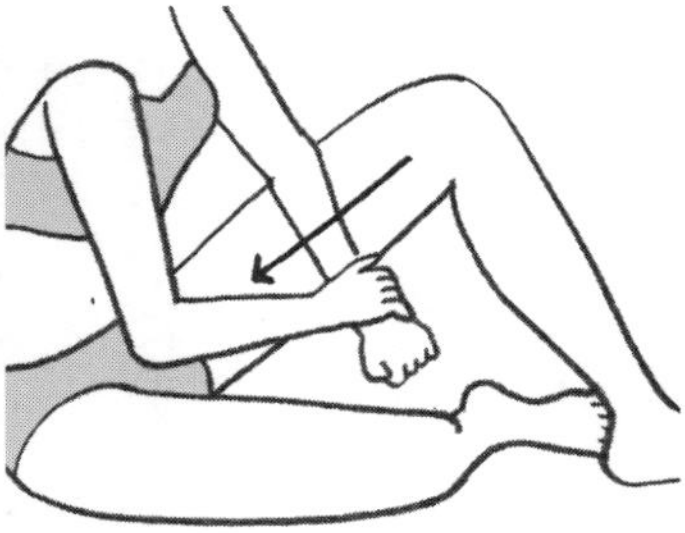

▼太ももの内側をひじ下でマッサージ

腕のひじから下を使って、太ももの内側をひざ横から脚のつけ根に向かって3回マッサージ。最後に太ももの老廃物を集めるように、ひざから脚のつけ根に向かって手のひらでさする。

STEP 4

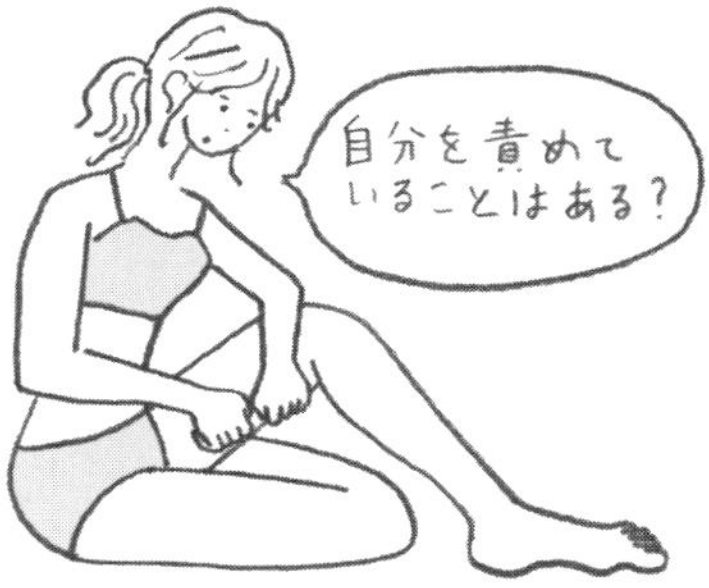

▼自分と対話する

ほぐしながら、「自分を責めていることはある?」「必要以上に考えすぎていることがある?」と自分に問う。反対側の太ももも STEP 1〜4と同様に行う。

ふくらはぎ

ふくらはぎがむくんでいる・ふくらんでいる

▼憂鬱《ゆう》《うつ》な気持ちがたまっている

ししゃもみたいに張っているふくらはぎや、むくんで重たく感じるふくらはぎは、心にネガティブな感情があるサイン。憂鬱な気分になる不安や不満をため込んでいませんか?

東洋医学では、ふくらはぎには「感情がたまる」といわれます。足の先からふくらはぎは「気」の出口で、めぐりがよくないと「気」がふくらはぎにたまっていきます。「気」はいわば感情。**ネガティブな感情ほど下へ下へと蓄積されていき、ふくらはぎの太さを変えてしまうのです。**

私は、物事がうまくいかないときや悲しい、悔しいことがあったとき、「気落ちする」という言葉で表現するように、「気持ちが下がっている」感覚になるので、ひざ下をマッサージします。実際、ふくらはぎがいつもよりむくんでいるので、マッサージすると不思議と心もスッキリするんです。

また、ふくらはぎの脂肪とむくみに冷えは大敵です。マッサージをするだけでなく、ひざ下から足裏までを冷やさないように気をつけましょう。湯ぶねにつかる機会を増やしたり、夏でも靴下をはいたりするのがおすすめです。

さらに、ひざ裏にはリンパ節があります。92ページでも説明しましたが、リンパ節はリンパ管を通って運ばれる老廃物のごみ箱になる場所。リンパ節がキレイだとリンパの流れが促され、むくみも改善されやすくなります。

そのため、ひざ裏のリンパ節に近いふくらはぎはマッサージの効果がでやすいパーツです。効果を自覚できると、セルフケアへのモチベーションが上がります。「気」の流れをよくして心を整えるのはもちろん、習慣化しやすいという意味でも、ふくらはぎはセルフケアをするのにおすすめのパーツです。

ふくらはぎのセルフマッサージ

STEP 1

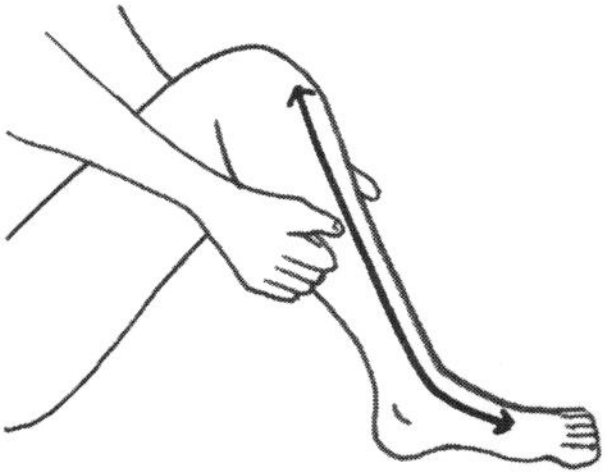

▼ふくらはぎ全体をほぐす

下半身のマッサージは、どちら側から行ってもOK。片脚のひざ下全体にクリームをぬる。両手をグーに握って何度も上下にローリングさせながら、足の甲からひざ裏までをほぐす。

STEP 2

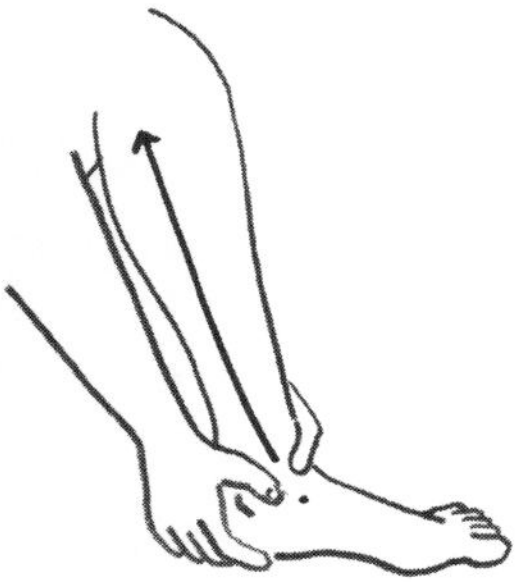

▼ひざ下の骨のキワをマッサージ

くるぶしに両手の親指を置き、ひざ下の骨のキワに指をそわせながらひざ裏まで押すように流す。これを3回行う。

STEP 3

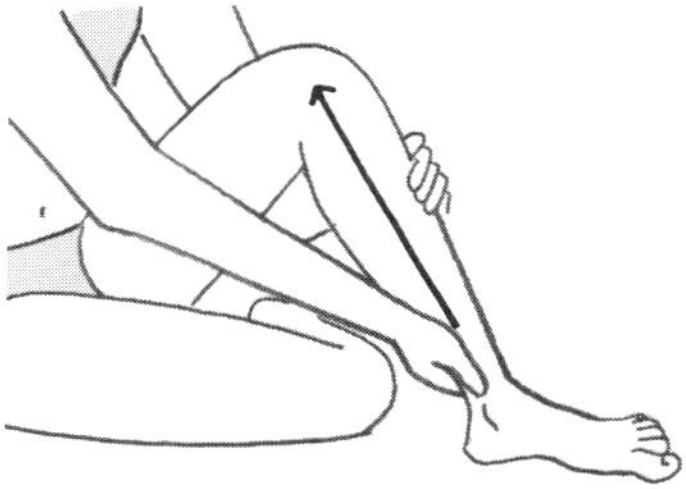

▼足首からひざ裏に老廃物を流す

足首からふくらはぎ、すねに集まった老廃物を集めるように、両手のひらを使って足首からひざ裏に流す。

STEP 4

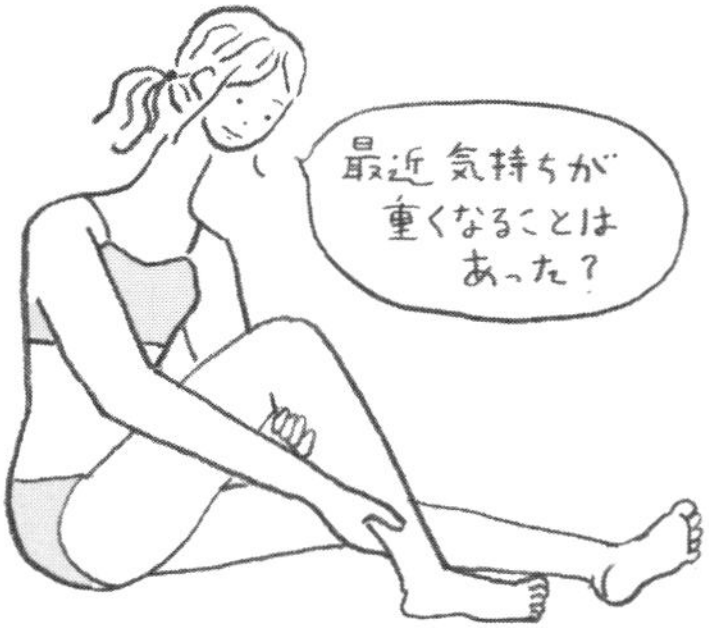

▼自分と対話する

「最近、気持ちが重くなることはあった？」と問いかけながらマッサージをする。反対側のふくらはぎもSTEP1～4と同様に行う。

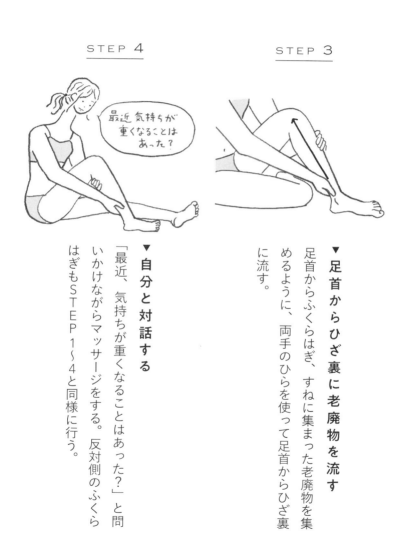

顔

小鼻の横が硬い▼お世辞が多い、つい嘘をついてしまう

表情には感情が現れます。常日頃感じていることによって、使われる表情筋は変わります。

いつも何かにイライラしたり悩んでいたり、ストレスが多いと、眉間に険しいシワができます。楽しくてよく笑う人は、目尻にハッピーな笑いジワができます。どんな気持ちで生きているかによって、顔は変わるのです。

でも、ついお世辞を言ってしまうことって、誰でもありますよね。思っていることとは違う表情をつくって、嘘をつくこともよくあります。

じつは、**言ったことと思っていることが違うときに動くといわれる顔の筋肉があるんです**。鼻筋と上唇鼻翼挙筋《じょうしんびよくきょきん》という筋肉です。この筋肉が必要以上にこると小鼻が大きくなったり、たるみの原因になります。

よかれと思ってお世辞を言っていたら、顔がたるむなんて……やっぱり、嘘はつかないほうがいいですよね。

小鼻の横のあたりを優しく押してみましょう。

「ん？　痛いかも」「硬いなあ」と思ったら、つい人に気を使って嘘やお世辞を言ってしまう自分がいないか、振り返ってみてください。

ただ、顔はほかのパーツに比べて皮膚が薄いので、押しすぎるとたるみの原因になることも。優しくケアしてあげてくださいね。

顔で、もうひとつ意識してほしいのが鏡を見ることです。**夕方になるといっきに顔が老け込んだと思うときはありませんか？**

顔は脚などに比べて、水分量の不足に気づきやすいパーツでもあります。水分量は、シワや乾燥といった肌の状態だけでなく、血流やさまざまな体の不調にも影響します。

夕方頃に鏡を見て、シワが目立って老け込んだ印象があったら、意識的に水を飲んでみましょう。

エラの筋肉をもむと痛い人▼負けず嫌い

耳の下からあごにかけたエラの部分をさわったときに痛い人は、食いしばりをしていませんか?

歯を食いしばるほど踏ん張っていたり、悔しい思いをすることが多いのかもしれません。この症状がある人は、負けず嫌いの気質があり、知らず知らずのうちに自分に大きな負荷をかけている可能性があります。最近では、食いしばりによって歯が折れて歯医者に駆け込むといったトラブルも多くなっています。食いしばっていると、エラが張ってしまい顔の形にも影響するので要注意です。

食いしばりの傾向がある人は、意識的に口まわりの筋肉をゆるめるとホッとするはずです。ゆるめながら、「何か悔しいことがあった?」と自分に問いかけてみると、よりリラックスできますよ。

おでこをもむと痛い人▼ストレスを抱えている

おでこの筋肉である前頭筋は、精神的なストレスを抱えることで酷使されることが研究論文で報告されています。つまり、ここの筋肉が硬くなっている人は、ストレスを感じる機会が多いはずです。

ここで紹介している【顔のセルフマッサージ】のSTEP2を行うことで、前頭筋がゆるみストレスが緩和されます。

顔のセルフマッサージ

STEP 1

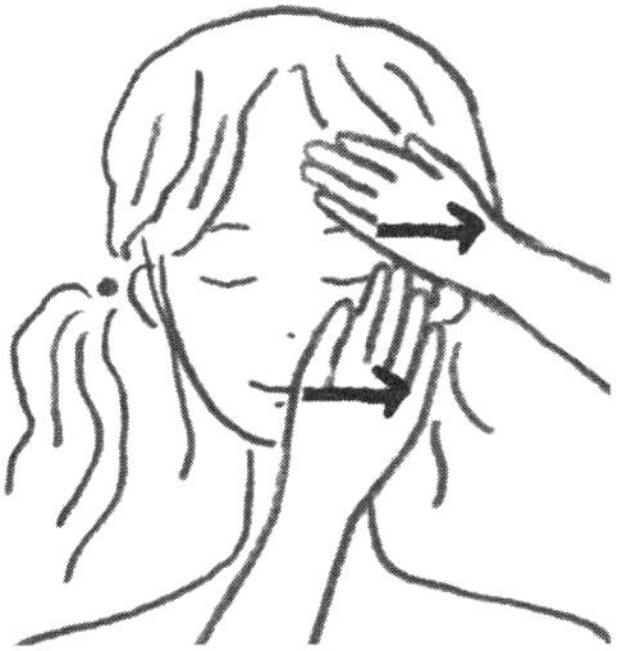

▼顔の左半分にクリームをぬる

上半身は、左側からマッサージをする。手にクリームをとり、両手を左あごから少しずつ上へ移動させ、最後に左側のおでこにクリームをぬる。そのとき、顔の中心から左端へ向かって優しく手のひらを動かす。3回行う。

STEP 2

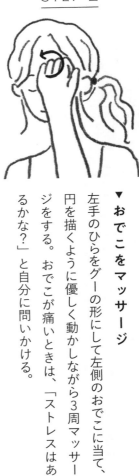

▼おでこをマッサージ

左手のひらをグーの形にして左側のおでこに当て、円を描くように優しく動かしながら3周マッサージをする。おでこが痛いときは、「ストレスはあるかな？」と自分に問いかける。

STEP 3

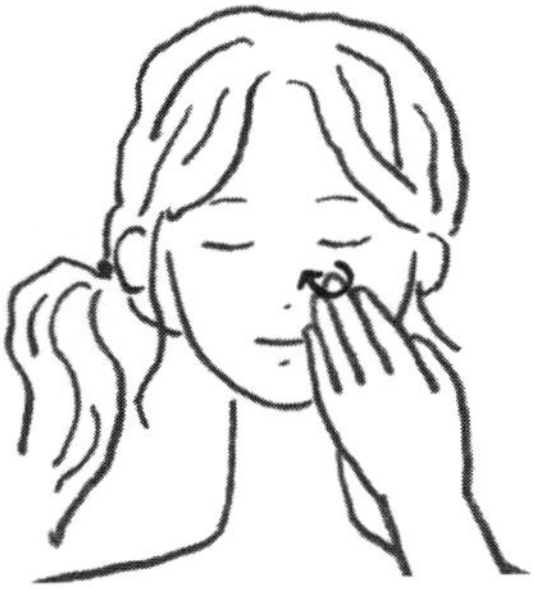

▼小鼻の横をほぐす

左側の小鼻の横に中指を置いて円を描くようにくるくるさせながらほぐす。小鼻の横が痛いときは、「気を使いすぎていることはあるかな？」と自分に問いかける。

STEP 4

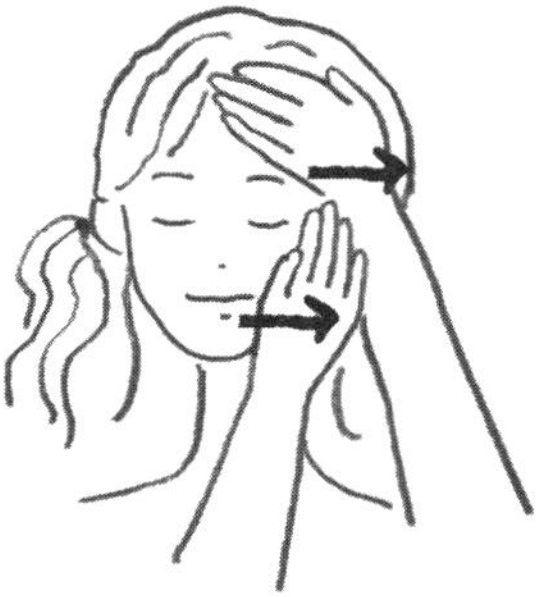

▼再度顔の左半分をさする

もう一度、STEP 1を行う（クリームはつけなくてもOK）。最後は、手を下へすべらせて首を通り鎖骨まで老廃物を流す。エラの筋肉が痛いときは、「悔しいことや負けたくないことはある？」と問う。顔の右半分もSTEP 1〜4と同様に行う。

4章

セルフマッサージで人生を激変させた5人のエピソード

心の底から自分を受け入れると誰でも人生が好転する

セルフマッサージで、人生が大きく変わります。驚くような展開があったという報告は後を絶ちません。

その中でも、夢中になれるものを見つけた人、幸せになるために離婚を決めた人、長年の夢を実現した人、結婚が決まった人、やりたいことに素直になれた人のリアルなエピソードをご紹介します。

彼女たちが、セルフマッサージを取り入れる以前はどうだったのか、どんなふうに取り入れたのか、どう変わっていったのか、詳しく語ってくださいました。

人によって、きっかけや捉え方はさまざまですが、自分を大切にできるようになったことは共通しています。あなたがピンとくる人のエピソードをぜひ参考にしてみてくださいね。まずは、肌をさわればいいだけ。やらない手はありません！

EPISODE 1

不安を否定せずにマッサージ。自分の枠を超え、夢に突き進んでいます

―SENAさん（グラフィックデザイナー・リリナージュ認定講師／24歳）

人のためではなく、自分のためにするダイエット

これまでの私は、顔もカラダも性格も、自分のすべてを好きになれませんでした。いつもダイエットをしていたけれど、続いたことはありません。そんなとき、知人から教えてもらったLilyさんの「10日間だけ継続すればいい」という言葉に惹かれて、脚のセルフマッサージをしました。

軽い気持ちでチャレンジしたのに、驚いたことにちゃんと10日間で変化がでたんです！ ピタッとくっついていた太ももに少し隙間ができました。それがうれしすぎて、なんと4年間セルフマッサージを続けています。

今では、あれほどコンプレックスのあった脚をだして、ショートパンツがはけるようになりました。カラダの変化が、セルフマッサージを続ける大きな原動力

になったのです。

最初に変化がでてからセミナーやオンラインサロンに参加するようになりました。そこでまず気づいたのは、私のダイエットは自分のためにやっていなかったということ。誰かに認めてほしい、誰かを見返したいという思いがベースにある、つまり「他人軸」のダイエットだったんです。

Ｌｉｌｙさんの発信するメッセージを聞きながらセルフマッサージを継続していたら、「変わりたい」「自分を好きになりたい」という漠然とした気持ちが少しずつ明確になっていき、ダイエットの目的は、「私はこういう人になりたい」という「自分軸」に変わっていきました。

以前は、野菜しか食べないような無理なダイエットでなんとか結果をだそうとしていましたが、リリナージュに出会って、理想のカラダに向かって変わっていく過程を楽しめるようになりました。あせることなくセルフマッサージを続けて、気づいたら４年経っていました。

自分の人生に責任を持ちたい！

すごく印象に残っているＬｉｌｌｙさんのお話が、「責任の反対語は、無責任ではなくて被害者意識」というものです。

「誰かのせいでこうなった」

「誰かの後押しや教えがないと変われない」

このような考え方は、自分の人生に責任を持っていない「被害者の意識」だとお話しされていて、自分もそのように思っていることに気づきました。

「そんなの嫌だ。自分の人生に責任を持っていきたい」、そう決意して、日常の考え方を少しずつ変えたのです。

それまでは、誰かのちょっとした言動ですぐ傷ついていました。でも、まずは傷ついた感情を受け止めて、なぜあのときあんなふうに感じたんだろうと分析しました。これは、マッサージをしながら行います。ノートに書いて頭の中を整理すると同時にマッサージをプラスすると、頭では気づけなかったことをカラダが教えてくれるんです。カラダをさわっていると、さまざまな感情が湧き上がってきます。

そこから「誰かに自分の気持ちをわかってほしい」と思うことが、ほとんどなくなりました。私のカラダがいつも私自身を理解してくれる安心感があるからです。

好きなことで生きるのは難しいことではない

セルフマッサージを続けていて、思ってもみない感情がでてきました。それは、「好きなことで生きていきたい」という思いです。

それまでは今の仕事を辞めたいとも考えなかったし、仕事は「自分ができることの範囲から選択する」ものだと思っていました。でも、次第に好きなことで生きていくのはそんなに難しいことではないんじゃないか。制限をなくしたら、私は何がしたいだろうと真剣に考え始めました。

「私、絵が好きだった」

「デザインするのって面白そう」

そう気づいたら、あっという間に仕事を辞めていました。

デザインの学校に通い、さっそくグラフィックデザインの事務所でインターンの仕事を始めました。じつはそのまま入社の予定でしたが、コロナ禍の影響で実現はしませんでした。

しかし、デザインの仕事をあきらめることはできず、今は写真館でのアルバイトとフリーでデザインの仕事を受注して2本柱で仕事をしています。この先どうしようという不安がまったくないとは言いませんが、将来の不安ばかりではなく、今の自分の状態に目線がフォーカスされているので、不思議と心が安定しているんです。

改めて思うのは、心とカラダはセットだということ。だから、どちらかだけケアすればいいわけではないんですよね。本当の幸せは、心とカラダの両方が満たされてこそ。私たちが思っている以上に、カラダの変化はさまざまな心の状況を教えながら、人生を後押ししてくれるのです。

何にも動じなくなった私のセルフマッサージ

私は、つらくて泣きたくなったときはマッサージをしながら泣きます。まずはボディクリームをぬり、どこが温かくてどこが冷たいか感じることを心がけます。最初はよくわかりませんでしたが、感じようとし続けることが大切だと思って続けるうちにだんだんとわかってきました。

ずっとさわり続けていると、「私という存在」をじっくり体感できます。ふれているだけでホッとした気持ちになるし、カラダを通して「私という存在」を深く認知すると、自分のことを愛おしいと思うようになるんです。

もし少しでも不安があるときは、必ずその感情に意識を向けます。そして、そのときふれたいと思った場所をさわります。それを繰り返していると、ここをさわると感情がわかるというポイントが自分なりに定まってきます。私の場合、不安なときは肩が硬直しています。

「何に不安を感じているのか」、もし悪い未来を想像しているなら、想像した悪い未来を見ないようにするのではなく、それすらもしっかり想像します。

そして、「こんなこと想像しちゃいけない」なんて思わずに、そんな未来をつい イメージしてしまうことも丸ごと受け止めます。無理してポジティブになってはいけないんです。だって、マイナスな自分も受け止めないと、決してプラスになれないから。

これが4年間続けて実感した私のセルフマッサージです。

たとえば、誰かに怒っているとしても、腹を立てている自分を決して責めません。「どうしてイラッとしたんだろう、なぜ腹が立ったんだろう」とカラダにさわりながら、自問自答していると、「よしよし」となでられている感覚になります。そして、セルフマッサージをしながら、自分へ「ありがとう」「大丈夫だよ」などとかけた言葉は、自分の意識に届いていきます。

マイナスな状態の自分も受け止められるようになったおかげで、やりたいことにチャレンジできるようになりました。カラダも心も自分で認めてあげられたから、本来の力を取り戻したのかもしれません。どんなことがあっても大丈夫というマインドを、リリナージュのセルフマッサージによって培うことができたのです。

今私は、たくさんの人の役に立つための努力とともに、リリナージュの認定講師の勉強も続けています。自分がとてもつらい学生時代を過ごしたので、講師になれたら10代の子たちに向けてセルフマッサージだけでなく、もっと生きやすくなるための考え方も発信したいと思っています。

EPISODE 2

「母はこうすべき」思考の強い私が、自分の幸せのために離婚を選びとれた

――千絵美さん（会社員／39歳）

理由はわからないのに、ただただ生きるのがつらかった

Ｌｉｌｙさんを知ったのは、もう8年前になります。当時は元夫と2人の子どもの4人で暮らしていました。上の子が保育園に入ったものの、自由な時間が増えるわけではなく、元夫にも素直に頼れず、とにかく生きるのがつらかった時期です。客観的に私を見れば、なんとなく家庭も仕事もうまくできているように思えたかもしれませんが、私の心の中はいつもモヤモヤしていました。

こんなふうに思うなんて子育てに向いていないんじゃないか、そして、なぜこんなふうに感じてしまうんだろう……と理由もわからずに自分を追い込んでいました。本当はモヤモヤの下にある本音を知りたくなかったのかもしれません。

おそらく苦しい心の状態を変えたいというのが、そのときの本音だったと思います。しかし、漠然としたしんどさを感じていた私は、なぜか「痩せたら変わる」と思い込みました。そこで、偶然知ったＬｉｌｙさんのセルフマッサージで痩せたいと思ったのです。

ほかの皆さんのようにセルフマッサージをしながらカラダにふれて涙がでてくる、という経験はなかなかできませんでした。「自分を認める」「自分を愛でる」。それが、正直わからなかったんです。

なぜなら、「認める」ことは人から与えられるものだと思っていたから。それに、子育てや仕事、家事など私がこなしていることは、すべてはやらなければいけないこと。当たり前のことをしているだけだから、自分を褒めるってよくわからない。そんな考え方がとにかく強くありました。

身に着けていた「こうあるべき」という重い鎧

セルフマッサージ以外にも、Ｌｉｌｙさんのサポートのもと自分の歴史を書きだし、過去の感情を思いだし、徹底的に自分と向き合いました。これは、私がすごく怖くて逃げてきたことでした。開けたらいけないハコの蓋がパカッと開いてしまうようで……。

しかし、向き合うことでモヤモヤが少しずつ晴れてきてわかったのは、私自身が「母はこうあるべき」「妻はこうあるべき」という重たい鎧を身に着けていたことです。そして、自分に対してだけでなく、自分の子どもへもさまざまな「こうあるべき」という考え方を押し付けていました。もちろん、子どもにとってそれがいいことだという思いからです。

そこには、自分の母の姿が影響していることがわかりました。母は愛情深い一方で、幼い頃はとても厳しいところがあり、私は言いたいことが言えない子でした。母に認められたくて、「自分が我慢すればうまくいく」という考え方が定着していたようです。

私にとっての「母親」の唯一の見本は母でしたから、自分自身も母のようでいなければならないと思っていたのです。人って、自分が我慢してきたことを身近な人にもつい求めてしまうんですよね。意識していなかったけれど、私が子どもの頃母親に対して我慢していたように、自分の子どもたちにも我慢していい子でいることを求めていたようです。

でも、子どもとはいえ、私とは違う人格です。とくに長男は私とは全然違うタイプで、自由で個性的。当時の関わり方は、子どもにとってとても負担が大きかったように思います。

それがわかったのは、やっぱりセルフマッサージのおかげです。

最初はなかなかつかめなかった感覚ですが、さわり続けていたある日、「ありがとう」と自然に言葉がでて、涙があふれました。さわることで、自分で自分を認めることができました。「本当によくがんばってきた」「つらかったけど、ちゃんと私はやってきた」と思えました。

子どもと自分は違う人格。考えを押しつけなくなった

セルフマッサージはカラダにふれることで、自分という存在を認識し、自分を客観的に見るためのよい手段です。私は気づくとぐるぐる思考してしまうタイプで、考えごとがなかなか止まらないんです。ずっと頭の中が動いているからとても疲れますし、頭の中で自分のことを考えるときは、たいがい優しい言葉はでてきません。

しかし、集中してカラダにふれると思考がストップします。ストップすると、感情がクリアに浮かび上がってきます。私にとってセルフマッサージは、リセットできるとてもお手軽な方法なのです。

「こうあるべき」に支配されていた以前の私は、ひとつの考え方でしか、自分のことも周囲の人のことも見ることはできませんでした。とくにわが子には自分を重ねてしまいます。セルフマッサージを重ねることで、改めて自分の子どもであっても自分とはまったく違う存在だと、心から認めることができました。

あんなにつらいと思って悩んでいた子育ても今はとっても楽しいです。「彼は彼だよね」と思えるようになり、自分の考えを押しつけなくなりました。いかに息子たちの強みを伸ばしてあげられるか、そんな考え方にシフトしています。

「人は人、自分は自分」「誰もが自分らしさを大切に」。そう思えるようになって、私は大きな決断をしました。元夫との離婚です。

自分を認めると、自分に選択肢を与えることができる

彼と言い合いをするようになってからは、家庭の雰囲気があまりよくありませんでした。それでもセルフマッサージをする前は、本気で離婚を考えることはなかったのですが、「自分を大切にする」「自分を認める」ことができると新たな選択肢を自分に与えられるようになりました。

私は、「彼ともう一度歩み寄る」「離婚する」、2つの選択肢を自分に与えました。そして、子どものためにとか彼のためにということではなく、私が幸せに生きるにはどちらがいいか考え抜いて、「離婚する」がベストだと思えました。

繰り返しますが、「自分を大切にする」「自分を認める」ことができると、選択肢がでてきます。そして、認めることで自分の本音を理解し、自信を持って選択できるようになります。その結果、未来が変わる。だからセルフマッサージをする皆さんは、人生そのものが変わったと言われるんですよね。

EPISODE 3

本音に向き合い続けたら、34歳で夢だったモデルに！

―ゆうこさん（リリナージュ認定講師／36歳）

人の期待に応える人生から脱却

私は34歳のとき、15キロのダイエットに成功して雑誌モデルになり、長年の夢が叶いました。今は、再婚した彼とアメリカへ移住。赤ちゃんも生まれて、3人でのびのびと暮らしています。人生が想像を超えて好転していくことに、自分でも驚いています。

こんなに幸せになれた一番の理由は、自分の本音に気づけたことに違いありません。セルフマッサージに出会う前の私は、誰かのために生きていました。小さい頃からずっと、両親や周りの人が喜ぶことが私の価値基準でした。学生時代に多くの活動でリーダーや部長をやっていたことも、大手の会社に就職したのも、自分が本当にやりたかったことではありません。「そのほうが、世間体がいいから」「きっと父と母も満足してくれるはず」。自分が〝できる子〟であることで、親や友達に愛されたかったのかもしれません。周囲は期待に応え続ける私を批判することはなかったので、「これでいいんだ」と思って生きてきました。

そのせいか、仕事でもプライベートでも、誰かの期待に応えるために努力すること、がんばることが通常モード。自分に鞭を打つようにストイックに取り組んでしまいます。当時まだ恋人だった今の夫は、あのときの私を「いつも必死だったから、腫れ物にさわるように接していた」と言います……。

ダイエットだけでなく、アトピーが改善

そんな彼がVoicyでLilyさんを知り、「なんかいいこと言っている人がいる」と私に教えてくれたんです。

離婚したことを引きずっていたし、ずっとコンプレックスだった肥満体形にも悩んでいて、仕事もうまくいかず、メンタルがた落ちの私を彼は心配してくれたようです。

リリナージュの深層リンパマッサージは、カラダが本来持っているシルエットを生かすように、骨の形にそって整えていくというお話がとても心に響きました。

それまでも、パーソナルジムに通ったり、さまざまなダイエットに取り組んではリバウンドを繰り返してきました。これまでのダイエット方法とは違うかもしれないという一縷の希望を持って、セルフマッサージをはじめ、オンラインサロンにも入会しました。

そこでは内臓と肌の関係、食生活や生活習慣、栄養理論などカラダのことだけでなく、マインドについてもさまざまな知識を得ることができました。納得したうえでマッサージするから、「ここをさわっていると、こんな効果がある」と手ごたえを感じることができるんです。

そして何より続けていくうちに、驚くような効果がもたらされます。私は、168センチで75キロあった体重が58キロに減少。そして、30年以上皮膚科にお世話になっていたアトピーが改善したのです。

心の蓋を外し、ずっと眠っていた本音に気づいた

目に見える変化以上に私にとって大きかったのは、「自分の本音がわかったこと」「自分がやりたいことがわかったこと」です。

セルフマッサージを始めて、まず感じたのは自分の体温です。集中して体温を感じていると、当たり前ですが「私、生きているんだ」と思いました。悲しいと

きにさわると、「なんで私こんなにつらいんだろう」という気持ちがあふれてきて、泣くことを許せるようになりました。

日常的にマッサージをする前は、気持ちが張り詰めていて、なかなか泣くことなんてできませんでした。でも一度、「悲しいよなあ」と思って泣くと、ボロボロ泣けるようになるんです。それは、自分が浄化されているような感覚でした。

セルマッサージを始めて2年ほど経ったとき、Ｌｉｌｙさんが「夢プロジェクト」という企画を発表しました。自分のなりたい夢をプレゼンテーションして、選ばれた人はＬｉｌｙさんがコーチングを行って、実現を後押ししてくれるというものです。

このとき、ずっと夢だったけれどあきらめていたモデルになりたいという思いがムクムクと湧き上がりました。本気で取り組もうと覚悟を決めて応募したら、プロジェクトのメンバーに選んでもらうことができたのです。

プロジェクトでは、4カ月間徹底して自分と向き合う作業を行いました。自分史を書きだす宿題もありました。過去の印象に残っている出来事とそのときの感情を掘り起こして書きだし、その内容をＬｉｌｙさんやプロジェクトメンバーにシェア。そこでなぜそんな感情が湧いたのか、とことん向き合いました。

もともとがんばることはできる性格でしたが、仕事の研修でやってきた自己啓発の課題やコーチングのほうが１００倍ラク！と思えるほど、自分に向き合うことは私にとってとても難しく大変で、何度も逃げだしそうになりました。

それほど私は自分の心に蓋をし、ネガティブな感情や、自分が感じた気持ちを見ないようにしてきたんです。自分の感情なんて切り捨ててしまったほうがいいに決まっていると思ってきたけれど、もしこのままの生き方をしていたら、絶対後悔すると思い、何とかプロジェクトを続けました。

とくに深掘りしたい気持ちがあるときには、リリナージュのマッサージは効果てきめんでした。「どんな感情をだしても大丈夫だよ」と自分に声をかけてマッサージすると、どんどん感情があふれでてくるようになり、次第に過去の自分が封印した本音にも気づけるようになります。

自分にも人にも優しく、心地いい人間関係に

私が今まで閉じ込めていた本音は、「嫌われたくない」というものでした。その気持ちに気づいたら、不思議とそう思っている自分を許すことができました。一緒にプロジェクトに取り組んでいた仲間たちと励まし合っていたことも力になりました。みんな、私のことを全力で応援してくれるし、自分も誰かの夢を全力で応援できました。

これは、自分に向き合い続けたことで、自分を許容できたこと、どんな感情が湧いた自分でも許せることができたから実現できたと思っています。自分を許せると心は満ちます。だから人のことを許せるようになるし、人を心から応援できるようになるのです。

人への接し方も変わりました。相手の言い分をちゃんと聞けるようになったし、

我慢せず折り合っていくことができるようになったんです。

夫や子どもに対しても「あれがダメこれがダメ」と、相手をコントロールすることなく、信じて待つことができるようになりました。

「何でも素直に話せるようになった」と彼も喜んでいて、たまにお互いにマッサージをし合いながらよく話すんです。夫婦仲は順調です！

EPISODE 4

浮気やモラハラばかりされていた私が変われた。今は結婚して幸せ！

――恵美さん（きもの文化研究家／38歳）

自分に起きる嫌なことは、全部自分のせいだと思っていた

もともと私は自分に自信がなくて、自分の見た目も内面も嫌いでした。とくに恋愛はうまくいかなくて、なぜか付き合った彼が浮気をしたり、モラハラ男になったりするんです。そして、恋人がいつもそうなってしまうのは、私に原因があるからだと信じて疑いませんでした。

たとえば彼の機嫌が悪いときは、「あのとき送ったLINEのメッセージがよくなかったからかな……」と思って反省してしまったり、変に萎縮してしまったり。気づくといつも相手がどんどん横柄になって、私への対応がおざなりになるといったことの繰り返しでした。そのせいか「自分なんて……」と卑屈になって、自分のマイナスなところしか目に入ってこなくなり、周囲でうまくいっている人には嫉妬ばかりしていました。

そんなとき、ダイエットの情報を得るために聞いていたVoicyで、リリナージュに出会いました。

そして、セルフマッサージのライブ動画がSNSで発信されていることを知って、参加したんです。すると、15~20分程度のマッサージで太ももが目に見えてほっそり！　すごくテンションが上がりました。エステの経験もあるけれど、あまり効果を感じられていなかったので、「セルフでこんなに変わるの⁉」と驚きました。

そこからSNSの動画とともにマッサージを継続しながら、オンラインサロンにも参加。講座では、解剖学を中心とする幅広い知識を理論的に説明してくれるので、ひとつひとつの動きを頭とカラダ、そして心でしっかり理解したうえでマッサージできるんです。日々変化する自分のカラダから、「自分の手でこんなに変われるんだ」と、ちょっとずつ自信を感じるようになっていきました。

人生を変えるには「覚悟を決めること」

マッサージの効果だけでなく、Lilyさんの話で印象的だったのは「変わりたいなら、覚悟を決める」というエピソード。変われる人と変われない人の決定的な違いは自分自身で「覚悟を決められるかどうか」、それだけだというのです。そこで私は「自分を大好きになろう」、そして「最高に幸せな結婚をするぞ!」と覚悟を決めました。

覚悟を現実のものとしていくために、いつもと違うことにチャレンジしようと思い立ち、オンラインサロンのオフ会の幹事に立候補しました。引っ込み思案な性格なので、これまでの自分ではありえない行動でした。でも、憧れている人や尊敬するあの人だったら、こんなときどうするだろうって、イメージしながらとにかくトライしたんです。

ちなみにセルフマッサージは心地よくて、覚悟をしなくても気づいたら続けていました（笑）。

念願のいい夫婦の日に結婚！

そんなふうに、リリナージュを少しずつ習慣化しながら、変わる自分を体感し続け、約3カ月後、交際していた彼に私からプロポーズ！　とんとん拍子に結婚が決まりました。

なんとなく結婚を意識したお付き合いをしていたものの、結婚の話題になるともごもごと言葉を濁す彼に、内心「いいかげんそろそろ覚悟しろよ！」と思っていた私。

リリナージュによって「どんな私でも大丈夫」という自信を持てたおかげか、気づいたら彼に「で、私たちいつ籍入れるの？」と単刀直入に聞いていました（笑）。

かつての私だったら、彼のペースに合わせてずるずるとあいまいな関係を長引かせていたに違いありません。

ずっとこの日に籍を入れたいと思っていた、11月22日＝「いい夫婦の日」に無事結婚しました！

今では子どもが生まれ、「最高に幸せな結婚をする！」という願いを、本当に叶えられました。そして、もうひとつの「自分を大好きになる」という目標も、いつの間にか達成していたのです。

自分に自信を持つと傲慢な人間になると思っていた

以前は「自信を持つこと」「自分を好きになること」は、よくないことだと認識していました。謙虚や謙遜が美徳で、自信がある人間＝横柄な人間と思っていたからです。

でも、リリナージュで「自信を持つこと」「自分を好きになること」の本当の意味を理解することができました。

それは、「自分なら大丈夫」と自分を心の底から信じてあげることです。

もしプロポーズした彼が結婚を断ってきて、そこで傷ついてしまったとしても、自分はきっと大丈夫。断られたら次のステップへ。どんな結果でも私は立ち上がれるという自信があったからこそ、踏みだせたのです。

そして、リリナージュの考え方もセルフマッサージの知識も、いつでも「私なら大丈夫」と心から確信できる自分でいるためのお守りとなりました。

フォトウエディングでカラダを絞りたいと思ったとき、妊娠・出産でカラダがむくんだとき、子育てで悩んだとき、人生の節目で戸惑ったとき、リリナージュのおかげでいつも戻れる場所があるような感覚があります。

傷ついたり、悲しんだりしたときは、好きなボディクリームをカラダにぬって優しくさわり、香りに癒やされながら内省する時間が私に元気をくれます。そして、次へのやる気と自分に自信をくれるスイッチを押してくれます。

今は子育てに忙しく、セルフマッサージは週1の頻度で行っています。夜にマッサージすると、翌朝、ボディクリームの香りがほんのり残っていて、そんなとき「ああ幸せだなあ」と感謝がこみ上げます。

EPISODE 5

自分を許せなかった私が、「これでOK」と思えるようになるまで

——T．Nさん（主婦・パート／40歳）

ただの主婦である自分を許せなかった

私にとって最大のコンプレックスは「夢中になれるものがない」ことでした。自分なりに必死に2人の子どもを育てながらパートにでて、毎日がいっぱいいっぱい。でも、共働きが当たり前の今、誰かが褒めてくれるわけでもない。家事

にも仕事にも、やる気や気力が湧かない。世間の人に比べてキャリアもないし、推し活や熱中できるものも趣味もない。

何か嫌みを言われるわけではないのに、夫に責められているように感じていました。

そんなことを実感したのは、コロナ禍になってSNSをよく見るようになったことがきっかけです。そこには、私と同じように子どもがいても、趣味や仕事、さまざまなチャレンジをしている人が本当にたくさんいました。


私もかつてクラシックバレエを続けていました。一生懸命になれている自分がとても好きで、バレエは生きがいでした。でも、妊娠を機に離れてしまったんです。「好きだけど仕事じゃないし、母親になったんだから自分のやりたいことは後回しにしなくては……」と夢中になれるものから離れてしまいました。

バレエをやめてからは、太っているわけではないけれど、徐々にカラダはだるんとゆるみ、産後は骨盤の位置が戻らず、体形も変わり疲れやすくなりました。内面にも外見にも、もっているものにも、誇れるものなんてない。これから年齢を重ねていくことに、あせりしかありませんでした。そんなとき出会ったのがセルフマッサージです。

セルフマッサージを始めても、なかなか変わらない価値観

もともと、子育てに悩んでいたときに心理学を少し勉強していた時期がありました。知識は身に付きましたが、学んだからこそ逆に苦しくなったり、なかなか行動に移せなかったりして、自分の気持ちや子どもとの関係に変化はありませんでした。

そんなときに知ったリリナージュなら、健康的にキレイになれるかもしれないし、心とカラダの両面からアプローチすることで、子どもとの関わり方や人生を変えるきっかけになるかもしれない。「一石二鳥!」と思って、オンラインサロンに入会しました。

じつは入会してからも、本当に変われるのかずっと半信半疑。なかなか続けられない自分もいて、10日間デコルテをマッサージするという企画に参加したものの6~7日でストップ……。本当のことは言えないまま、続けられたことにしていました。マッサージしていないから当たり前ですが、自分のカラダの変化も感じられず、モチベーションも上がりません。

またオンラインサロンでは、横のつながりもあり、友情を育む人、SNSで発信して目立つ人もいました。そんな人たちがキラキラして見えて、とってもうらやましく感じていました。

一方、私は自意識過剰でプライドは高いけれど本当は自信がない性格。心の中のドロドロした感情を知られたくなくて、外面ばかりよくして生きてきました。

結局、オンラインサロンでは、誰にも心が開けず、価値観は変わりませんでした。リアルタイムでの参加率もどんどん下がり、「このままでは意味がない」と1回退会することに。

サロンを抜けた後、すぐに第三子を出産。産後のカラダに再び危機感を感じました。そして、がんばれない自分が本当に嫌で、また何かに「チャレンジしなければ！」とあせっていたのです。

少しずつ自分の変化に気づけるようになった

自分に合った健康法を探して、ビューティやヘルス系のいろいろなイベントに参加しました。そこではさまざまな考え方、方法を知ることができましたが、たくさんのメソッドを知ることで改めてリリナージュで教えられた知識の深さ、効果の高さを再確認することになりました。そこで再び、10日間セルフマッサージに参加してみたんです。

10日間なんとか続けられたタイミングで、リリナージュの認定講師の伴走付きで自分の心とカラダに向き合う3カ月間の企画にも参加。

最初はグループの仲間が「すごいがんばっているね」「変わりましたね！」と励ましてくれても、「いや、違う、そんなわけない！」と心の中ではねのけていました。そのときは、自分の変化を見ようとしていなかったんです。

それでも、「気づいていないかもしれないけれど、こんなところがいいんだよ」とあきらめずに声をかけ続けてくれる仲間がいました。そんなみんなのおかげで、ちょっとずつ弱音が吐けるようになっていったんです。そして、「私にもいいところがあるかもしれない」と思えるようになっていきました。

すると、自分の変化に気づけるようになったのです。

豊かで白髪のない髪が自慢だったのに、産後は抜け毛が増えたり髪色が薄くなったりして悩んでいましたが、リリナージュのマッサージで改善しました。先述した3カ月チャレンジをしたおかげで、産後のお腹もだいぶ引き締まりました。チャレンジする前に比べたら、すごく変わっていたんです。私はこれまでも変わっていた自分のことを見てあげられていなかったのかもしれないと思い直し、ハッとしました。「なかなか変われない」と思っていたのは、もしかすると自分に厳しすぎて評価する基準が高かっただけかもしれません。

でも、今はそんな厳しくなりがちな自分にも「ＯＫ」をだせるようになったのです。早く変化することだけがいいことではなくて、時間をかけて3〜4年後にやっと変わることもあります。一度あきらめたって、またチャレンジすれば、私のように何かを得られるかもしれない。人にはそれぞれに合ったペースがあるんですよね。

自分のペースでいいと、自分を許せた

リリナージュにトライすることでわかったのは、マッサージが義務だったら、やっぱり続けられなかったということ。やらなきゃと思っているときは全然効果やよさがわからない。でも、心地よさや変化を体感し、「またやりたいなあ」「カラダをさわりたいなあ」と思えると自然に続くんです。

だから今も気が向いたときにだけマッサージをします。クリームをぬるだけのときもあります。いまだにカラダに心からの「ありがとう」の言葉をかけることはできませんが、周囲への感謝の気持ちで温かくなることがあります。

小さな行動だとしても「できたからＯＫ」と思えたことで、私はとてもラクに

なりました。何かあったら、私にはセルフマッサージがあると思えます。

そして、自分の中に優しい世界が見えることが、ただただうれしいのです。

コンプレックスだった「夢中になれるものがない」こと。

私はちょっと勘違いをしていました。夢中というのは、常に情熱的であることだと思っていました。でも、じわじわと時間をかけて、「好き」という思いを感じていくことも「夢中になること」です。私はいつの間にか、リリナージュのセルフマッサージに夢中になっていました。

おわりに

最後まで読んでいただき本当にありがとうございました。

「セルフマッサージは、とても意識の高い人がすること」。エステティシャンだった頃の私は、ずっとそう思い込んでいました。実際、エステティシャン時代のお客様に、家でセルフマッサージをしている人は、ほとんどいませんでした。

だからこそ、こんなにもたくさんの人がセルフマッサージを実践し、自分の手で自分を変えていく姿に私自身がとっても驚いています。

そして、「自分を愛でるリリナージュ」の可能性を実践者の皆様にたくさん教えていただきました。

今でも忘れられないメッセージを紹介させてください。

「子どもを産んだけれど、どうしてもかわいく思えなくてネグレクトのようになっていました。何をするのもしんどくて、もうダメだと思っていました。

でも、ＬｉｌｙさんのＶｏｉｃｙを聞き続けているうちに、自分にふれたくなりました。

Ｌｉｌｙさんのインスタグラムを見ながら自分にふれてみると、涙がでてきて私はずっと誰かにがんばっていることを認めてほしかったのだと気づきました。

そこから、自分を大切にしたいと思ってリリナージュをしていると、だんだん子どもがかわいく思えてきて、ネグレクトをやめることができました」

このメッセージから、自分を大切にしたいという気持ちを呼び起こすことで、社会問題にまで影響を与えられることを教えていただきました。

また別の人からは、

「子どもに重度の障害があり、夜中に寝返りのために何度も起きる。マッサージに行く時間も美容院に行く時間もなかなか取れないけど、リリナージュは家でできるからすごく助かる。私にとって唯一の癒やしの時間なんです」

と言ってくださいました。

この社会では、人知れず孤独を感じている人や大変な日常を過ごしている人がたくさんいます。そういった状況で、どんな体調と心で過ごしているのかはとても重要です。

「責める人を愛でる人に変える」。

リリナージュは、今世の中で起こっている社会問題を解決するひとつの選択肢になると本気で考えています。

2022年、小中高生の自殺者数が過去最多の数値になったという悲しいニュースを見ました。2023年の自殺者数は減少したものの過去2番目に多い数字です。リリナージュは、自殺だけでなく、児童虐待、ネグレクト、○○中毒などの解決の糸口になると信じています。

自分や他人にないもの、不足しているところを見て、自分にプレッシャーをかけて責めるより、自分にあるものや満たされているものを見て、自分や他人を愛でていく。

この考え方のクセをつけていくのが、実在してそこに「ある」カラダにふれ続けるリリナージュの真意です。


日本の大和言葉である「愛でる」という言葉。

そして、日本人が持つ思いやりの気持ち。

この温かい気持ちが、日本だけでなく世界中の人に届くように、これからも「責める人を愛でる人に変える」をミッションに伝え続けていきます。


最後に、この本を手に取ってくださった皆様に改めて感謝を伝えさせてください。

セルフマッサージはやったことがないと敬遠される人が多い中で、興味を持っていただけたことを本当に感謝いたします。

皆様が、少しでも自分を愛でるきっかけになれば幸いです。


愛情ホルモン「オキシトシン」研究の第一人者である桜美林大学リベラルアーツ学

群教授の山口創先生にも心から感謝を申し上げます。先生のおかげで、経験や統計学だけでなく裏付けのあるエビデンスをもとに、自信を持ってセルフケアを伝えることができています。本当にありがとうございます。

リリナージュ認定講師・プロ・アンバサダーの皆様、いつも信じてついてきてくださり本当にありがとうございます。茨の道を前に進めるのも心強い皆様がいるからです。いつか「こんな時代もあったね！」と笑い合える未来を楽しみにしています。

どんなときも心から信じてくれるリリナージュ本部スタッフのみんな。本当にいつもありがとう。いつも私の一番の応援者でいてくれることに感謝しています。

主人、息子、空から応援してくれている2人の子どもたち。家族のおかげで、私は自分を愛でられています。どんなときも愛情を注いでくれる家族の存在があるから、今の私がいます。

本書を出版するにあたり多大なるご協力いただいた、編集者の小石さん、ライターの畑中さん、小松さん、心理カウンセラー根元裕幸先生、プロデューサー川原卓巳さん、本当にありがとうございました。

自分を愛でる人が増え、自分らしく生き、社会がより温かくなっていくことを心より願っています。

2024年3月　Lily

参考図書

『人は皮膚から癒される』山口創・著（草思社）

『皮膚はいつもあなたを守ってる』山口創・著（草思社）

『子供の「脳」は肌にある』山口創・著（光文社新書）

『看護実践の科学　触れるを科学する-第10回オキシトシンを増やす方法／第11回マッサージとセルフマッサージ』山口創（看護の科学社）

『深部（ディープ）リンパ療法 コンプリートブック』夜久ルミ子・著（BAB ジャパン）

『クリニカルマッサージ』James H.Clay/David M.Pounds・著（医道の日本社）

『皮膚感覚と人間のこころ』傳田光洋（新潮選書）

参考文献

- 前頭筋EMGバイオフィードバックがストレス反応に及ぼす影響について——頭頸部筋群筋活動および自律反応による評価——／沖野憲司
- 身体への注目、およびメタ認知の脳機能に及ぼす影響；脳機能画像を用いた研究-分担研究者／守口善也
- Anterior insular cortex and emotional awareness／Xiaosi Gu, Patrick R. Hof, Karl J. Friston, Jin Fan
- 体性感覚刺激による脳神経伝達機能変化と情動・自律反応相関／黒澤 美枝子
- Self-soothing touch and being hugged reduce cortisol responses to stress: A randomized controlled trial on stress, physical touch, and social identity／Aljoscha Dreisoerner a, Nina M. Junker a, Wolff Schlotz a b, Julia Heimrich a, Svenja Bloemeke c, Beate Ditzen d, Rolf van Dick a

カラダをほぐせば、心もゆるむ
自分を愛でるセルフマッサージ

発行日　2024年4月19日　第1刷
　　　　2024年8月16日　第3刷

AUTHOR　Lily
ILLUSTRATOR　須山奈津希
BOOK DESIGNER　上坊菜々子

PUBLICATION　株式会社ディスカヴァー・トゥエンティワン
〒102-0093
東京都千代田区平河町2-16-1 平河町森タワー11F
TEL　03-3237-8321（代表）03-3237-8345（営業）
FAX　03-3237-8323
https://d21.co.jp/

PUBLISHER　谷口奈緒美
EDITOR　小石亜季（編集協力／畑中美香、小松ななえ）

DISTRIBUTION COMPANY
飯田智樹　蛯原昇　古矢薫　佐藤昌幸　青木翔平　磯部隆　井筒浩　北野風生　副島杏南
廣内悠理　松ノ下直輝　三輪真也　八木眸　山田諭志　鈴木雄大　高原未来子　小山怜那
千葉潤子　町田加奈子

ONLINE STORE & RIGHTS COMPANY
庄司知世　杉田彰子　阿知波淳平　大﨑双葉　近江花渚　滝口景太郎　田山礼真　徳間凜太郎
古川菜津子　藤井多穂子　厚見アレックス太郎　金野美穂　陳玟萱　松浦麻恵

PRODUCT MANAGEMENT COMPANY
大山聡子　大竹朝子　藤田浩芳　三谷祐一　千葉正幸　中島俊平　伊東佑真　榎本明日香
大田原恵美　小石亜季　舘瑞恵　西川なつか　野﨑竜海　野中保奈美　野村美空　橋本莉奈
林秀樹　原典宏　牧野類　村尾純司　元木優子　安永姫菜　浅野目七重　神日登美　小林亜由美
波塚みなみ　林佳菜

DIGITAL SOLUTION & PRODUCTION COMPANY
大星多聞　小野航平　馮東平　森谷真一　宇賀神実　津野主揮　林秀規　斎藤悠人　福田章平

HEADQUARTERS
川島理　小関勝則　田中亜紀　山中麻吏　井上竜之介　奥田千晶　小田木もも　佐藤淳基
福永友紀　俵敬子　池田望　石橋佐知子　伊藤香　伊藤由美　鈴木洋子　藤井かおり　丸山香織

PROOFREADER　文字工房燦光
DTP　一企画
PRINTING　シナノ印刷株式会社

ISBN978-4-7993-3030-2
(KARADAWOHOGUSEBA KOKOROMOYURUMU JIBUNWOMEDERUSERUFUMASSAGE by Lily)